EAT GIRL

Isabelle Junot

EAT GIRL

De la obsesión a la ilusión

Rocaeditorial

Nota: El contenido de este libro sobre cómo mejorar tu relación con la comida a través del enfoque de la alimentación intuitiva tiene únicamente fines informativos e inspiracionales.

El autor y el editor no asumen ninguna responsabilidad por cualquier acción tomada a partir de la información contenida en este libro, y los lectores deben usar su propio juicio y sentido común al aplicar el contenido de este libro a sus vidas.

En ningún caso sustituye a la consulta con un médico o profesional de la salud.

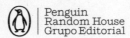

Primera edición: marzo de 2025

© 2025, Isabelle Junot
© 2025, Roca Editorial de Libros, S. L. U.
Travessera de Gràcia, 47-49. 08021 Barcelona

Roca Editorial de Libros, S. L. U., es una compañía de Penguin Random House Grupo Editorial que apoya la protección de la propiedad intelectual. La propiedad intelectual estimula la creatividad, defiende la diversidad en el ámbito de las ideas y el conocimiento, promueve la libre expresión y favorece una cultura viva. Gracias por comprar una edición autorizada de este libro y por respetar las leyes de propiedad intelectual al no reproducir ni distribuir ninguna parte de esta obra por ningún medio sin permiso. Al hacerlo está respaldando a los autores y permitiendo que PRHGE continúe publicando libros para todos los lectores. De conformidad con lo dispuesto en el artículo 67.3 del Real Decreto Ley 24/2021, de 2 de noviembre, PRHGE se reserva expresamente los derechos de reproducción y de uso de esta obra y de todos sus elementos mediante medios de lectura mecánica y otros medios adecuados a tal fin. Diríjase a CEDRO (Centro Español de Derechos Reprográficos, http://www.cedro.org) si necesita reproducir algún fragmento de esta obra.
En caso de necesidad, contacte con: seguridadproductos@penguinrandomhouse.com.

Printed in Spain – Impreso en España

ISBN: 978-84-10274-20-4
Depósito legal: B-2783-2025

Compuesto en Grafime, S. L.

Impreso en Rotoprint by Domingo, S. L.
Castellar del Vallès (Barcelona)

RE 7 4 2 0 4

*A todas las que piensan que tienen que pasar
el resto de su vida empezando el lunes*

Índice

Introducción 11
Quién devorará este libro y quién no 19

1. Un bocado de mi historia 23
2. ¿IT girl o EAT girl? 33
3. Los 10 mandamientos de una EAT girl 37
4. Conceptos clave para dejar de comerte la cabeza ... 43
5. No se te ocurra hacer las paces con la comida 89
6. Qué hay en el menú de estar en paz con la comida.. 99
7. Lo que nadie te dice sobre las dietas 111
8. Dieta hoy, rebote mañana: la trágica historia de siempre 115
9. El permiso: ¡una pasta Alfredo, por favor! 125
10. La fuerza de voluntad te levanta de la cama, pero no te aleja del postre. 129
11. Lo que tu cuerpo quiere que sepas 137
12. Las reglas están hechas para romperse 143
13. La fuerza de voluntad: poderosa, pero no para todo. 149
14. Dame azúcar, dame drama 157

15. «Mantén a tus amigos cerca y a tus enemigos
    más cerca aún»............................ 167
16. Cuando tu estómago habla, más vale escuchar..... 173
17. Mejor sola que mal acompañada 189
18. Cuidado con «cuidarse»...................... 197
19. *Hello, emotional eating!*..................... 201
20. La imagen corporal, más allá del espejo.......... 215
21. Tu relación con la comida: más giros que
    una montaña rusa 229

Agradecimientos............................ 233
Bibliografía 237

Introducción

Tu relación con la comida, con tu cuerpo y contigo misma durará más que cualquier bolso, carrera o logro profesional. No dudes dos veces en invertir en ti. Si te preocupa el coste de avanzar, piensa en el coste de quedarte donde estás.

Eres el recurso más valioso que tienes. Conócete a ti misma, la mejor herramienta que puedes cultivar es el autoconocimiento.

La relación más importante que tendrás es tu relación contigo misma. Cuidarte no solo es un acto de amor propio, sino también el mejor regalo que puedes ofrecer a quienes más quieres.

La comida no debería ser una carga más, ni un deporte extremo ni un rompecabezas imposible de resolver. Seamos sinceras: ya tenemos suficiente con las fechas límite, los titulares apocalípticos y esa interminable lista mental de tareas pendientes que parece crecer mientras dormimos.

Comer no tiene que ser tan complicado, y tu alimentación no debería convertirse en otra fuente de estrés. Al contrario, este libro es tu manual para empezar a ver la comida desde otra perspectiva y a disfrutarla de verdad: sin restricciones, pero con control.

Bienvenida a *EAT girl,* una guía que viene a revolucionar tu relación con la comida, que quiere ayudarte a romper con las reglas rígidas y las fórmulas mágicas que lo prometen todo y empezar a disfrutar cada bocado sin culpa y sin excesos.

Tampoco encontrarás ese cliché del «one size fits all», esa idea de «talla única» y soluciones genéricas que asumen que todas deberíamos caber en la misma talla de pantalón. *Spoiler*: no somos galletas de molde hechas para encajar todas en la misma bandeja. (Aunque a veces un poco de *cookie dough* [«masa cruda»] no venga mal).

Aquí va otro *spoiler*: este no es uno de esos libros que aseguran que el brócoli es la cura para todo o que el helado es el culpable de todos tus males. Tampoco te voy a recomendar que elimines el azúcar, ni que «comas menos y entrenes más». De hecho, no te voy a decir qué tienes que comer ni en qué cantidad. Se acabó lo de una onza de chocolate (negro) o un puñado de almendras. Y por último, tampoco es un libro lleno de citaciones académicas: la mayoría de las afirmaciones se basan en mi experiencia, en mis estudios y mis libros favoritos sobre este tema (que estarán en la bibliografía final por si alguien quiere ir a por el sobresaliente).

Y ahora me presento: me llamo Isabelle y soy (ex) binge eater («comedora compulsiva»). *¡HOLA, ISABELLE!* (¡esto lo digo con orgullo, no burlándome!). En otras palabras: soy Isabelle, tu *food freedom bestie*, tu *health coach with a twist*.[*]

---

[*] En español tiene menos gracia, sería algo así como «tu mejor amiga en el

INTRODUCCIÓN

Está claro que este es un tema serio. Y por eso mismo decido bordarlo con ingenio. Porque lo serio no tiene que ser aburrido ni rígido. De hecho, creo que los temas complejos se digieren mejor con una pizca de humor, una cucharada de paciencia (especialmente con una misma) y, quizá, un mordisco (o dos) de algo delicioso por el camino.

Mi misión es ayudarte a descubrir que no hace falta seguir una dieta estricta para comer con moderación. Que puedes aprender qué funciona para ti sin copiar lo que hacen los demás, y que puedes confiar en ti misma con la comida sin sentirte prisionera de reglas externas.

Mi objetivo es ayudarte a comer para sentirte bien y no para «verte» bien. Para que las buenas decisiones nutritivas salgan naturalmente sin forzar y dejes de luchar contra tus antojos «incontrolables». Que puedas disfrutar de cada bocado, ya sea de acelgas o de chocolate. (En inglés esto sería más divertido porque habría puesto «and enjoy every bit(e)»: *every bit* significa «cada pequeño paso», y *every bite*, «cada bocado». Como ves, soy más graciosa en inglés).

Pero no se trata de ser graciosa, sino de aportar un poco de «gracia» a tu relación con la comida. Con eso, yo ya me daría por satisfecha. (Y eso dice mucho porque hace un tiempo necesitaba *mucho más [postre]* para sentirme satisfecha). Hoy ya no necesito comer hasta estallar, ni seguir buscando «algo dulce» para cerrar el día, algo que, hace unos años, me habría parecido impensable.

---

camino hacia la libertad alimentaria» y tu «entrenadora de salud con un giro inesperado»... Más adelante descubrirás por qué uso tantas palabras en inglés; ahora quiero centrarme en explicarte la razón que me ha llevado a escribir este libro.

No deseo imponerte reglas o restricciones, sino ayudarte a enfocarte en lo que realmente te hace sentir plena. A dejar atrás el eterno bucle de sobreanalizar cada comida y sustituirlo por tranquilidad y confianza en tus elecciones. Porque, cuando te das la libertad de elegir aquello que de verdad te hace sentir bien —tanto a nivel físico (alimentándote de forma nutritiva) como a nivel emocional (buscando el placer)—, no solo cambias lo que hay en tu plato, cambias tu vida. (Qué cursi, me encanta).

Así que respira hondo, vete a por tu snack favorito (tranquila, aquí no juzgamos) y acompáñame en este camino hacia la paz alimentaria. Te prometo que no tendrás que renunciar al postre ni temerás comerlo impulsivamente. Bienvenida a un viaje positivo y absolutamente liberador hacia una relación normal y saludable con la comida, tu cuerpo y, sobre todo, contigo misma. *Let's do this!*

Otro dato (algo irrelevante) que quizá no sabes sobre mí es que voy acumulando títulos como quien colecciona imanes de viaje. Algunos me han caído por asociación, y los llevo con orgullo, por supuesto, como cuando al casarme (con el amor de mi vida) heredé el de marquesa (consorte, no nos emocionemos). Otros, más halagadores, me los han adjudicado al mudarme a España, donde algunos medios decidieron referirse a mí como **IT girl** (que, por cierto, viene de perlas como juego de palabras para este libro). Y luego están los títulos que sí me he ganado con algo más de esfuerzo, como el de *health and nutrition coach* (o, en español, asesora certificada en nutrición y salud), otro especializado en **alimentación intuitiva**, y, finalmente, un título honorífico que me autoconcedí: **experta en atracones** (algo que yo misma he superado gracias a las enseñanzas que transmitiré en este libro). Ah, y se me olvida el de autora, claro.

INTRODUCCIÓN

Y ya que hablamos de títulos, tal como explicaba en el disclaimer o advertencia inicial, no soy nutricionista, ni médico, ni ganadora de un Premio Nobel (ni tengo intenciones de serlo, por ahora). Y, si bien considero necesario que cada uno se convierta en experto en su propio cuerpo y sus necesidades, debo insistir en que también considero necesario que pidas ayuda siempre que la necesites. Este libro no reemplaza la consulta con un profesional de salud cualificado. Cada individuo tiene particularidades y circunstancias únicas, por lo que recomiendo consultar con un experto si sientes que tu forma de comer es problemática. Y con un médico o nutricionista antes de realizar cambios significativos en la dieta o el estilo de vida.

Notarás que se me escapan algunas palabras o expresiones en inglés, aunque mi español es bastante bueno. De hecho, es buenísimo si tenemos en cuenta que crecí entre Nueva York, París, Rolle (Suiza), Copenhague, Londres, Marbella y ahora Madrid. De ahí la mezcla de idiomas y el toque de caos en mi forma de expresarme y en mis ideas. Este cóctel multicultural le ha dado forma no solo a mi vocabulario, sino también a mi manera de ver el mundo y de disfrutar la comida. Así que, de vez en cuando, mis frases pueden sonar un poco peculiares: es lo que algunos llaman «el sello inconfundible de Isabelle» y otros «algo parecido a como habla el maestro Yoda».

Mis editoras, en su infinita sabiduría (o tal vez porque se rinden), han decidido no corregir estos pequeños deslices para mantener la esencia de Isa Healthy Life (del cual hablaré más adelante). Y eso es precisamente lo que quiero que tú hagas: que apliques las ideas y herramientas de este libro... a tu manera.

Ya que ha salido el tema del lenguaje, quiero aclarar que, aunque los principios que comparto aquí pueden beneficiar a cualquiera, me dirigiré a ti en femenino. ¿Por qué? Porque hasta ahora he trabajado exclusivamente con mujeres y, bueno, porque el libro se llama *EAT girl* (y no *EAT person*, o *EAT everyone*). Así que, si estás aquí, querida lectora, este libro está hecho pensando en ti.

Lo cierto es que no me tomo demasiado en serio y siempre encuentro la manera de reírme de mí misma. Esto no significa que no esté a la vez profundamente orgullosa de todo lo que me propongo hacer, porque lo hago con intención y amor, sabiendo que me queda toda una vida por delante para mejorar con la práctica, crecer a través de mis errores, seguir aprendiendo y ajustar mi camino cuando sea necesario. Me esfuerzo por no dejar que el perfeccionismo me frene, pero sin renunciar a dar lo mejor de mí.

No pretendo tener todas las respuestas. Ni siquiera digo que la mía sea la definitiva, ni la correcta, ni mucho menos la única. Lo que sí puedo afirmar es que, hasta ahora, ha sido la correcta para mí. Y si te sientes identificada con mi carrera de obstáculos en mi relación con la comida, aquí estoy para compartir contigo lo que ha funcionado en mi caso. Porque, insisto, no creo en las respuestas absolutas, sino en las herramientas e ideas que puedas hacer *tuyas*.

Quiero aprovechar esta increíble oportunidad que se me ha dado como «autora» de la mejor manera posible: ofreciéndote una perspectiva diferente que haga de este camino algo emocionante.

Por muy agradecida que estoy con este proyecto, debo admitir que la idea de «escribir un libro» al principio me aterraba casi tanto como me ilusionaba.

Siempre he pensado que quienes escriben libros lo hacen

INTRODUCCIÓN

porque tienen una vida llena de experiencias y una gran lección que compartir, pero decidí dejar a un lado mi síndrome de la impostora y tirar *pa'lante*. En lugar de tan solo contar mi historia, que claramente está a mitad o en pleno desarrollo, me pregunté: «¿Cómo puedo aportar algo valioso?». Así surgió la idea de responder a todas las preguntas que suelen hacerme en mi comunidad de @isa.healthy.life en Instagram. Pensé en hacer algo centrado en ellas, no en mí. Y eso fue lo que realmente me motivó. Por supuesto, explicado a través de experiencias mías para dar contexto.

Quiero ser, a través de este libro, tu ***biggest cheerleader*** (tu «fan número uno»), esa voz que te anima cuando te asaltan las dudas. Porque sé lo importante que es sentirte acompañada cuando decides **cambiar el chip** y empezar a transformar tu relación con la comida.

Y si no, me conformo con simplemente despertar en ti un interés por tomar las riendas para mejorar tu relación con la comida. Quizá escriba una segunda parte cuando tenga sesenta años, con mucha más información gracias a experiencias vividas y la sabiduría acumulada.

Por eso, quiero agradecerte de todo corazón estar aquí, leyendo estas líneas. Saber que, además de (yo) haber decidido creer en este libro, tú también has elegido creer en mí me llena de humildad y, sobre todo, de ilusión. Gracias.

Quién devorará este libro y quién no

Este libro está escrito con la ilusión de que cada vez más personas puedan empezar a vivir una vida más plena sin que les frenen las obsesiones con la comida ni el cuerpo. Para que dejen de caer en patrones autodestructivos y empiecen a hacer las paces con la comida, su cuerpo y, por extensión, consigo mismas.

Este libro es para ti...

- Si estás convencida de que esto de la alimentación intuitiva funciona para las demás, pero no para ti.
- Si sientes que estás destinada a comenzar un «**nuevo estilo de vida**» cada lunes.
- Si no te puedes imaginar una vida con tantos atracones... y mucho menos una vida sin ellos.
- Si crees que estás condenada a recorrer el supermercado con un antifaz invisible o a evitar el pasillo de los bollos por el resto de tu vida.
- Si crees que para mantener tu peso debes estar a dieta,

contando calorías como si fuera una ecuación matemática sin margen de error.
- Si estás cansada de seguir dietas milagrosas que prometen resultados que nunca llegan o, si lo hacen, se esfuman en cuanto retomas tu vida normal.
- Si te encuentras en un punto en el que hacer dieta parece la norma y te sientes atrapada en un ciclo interminable de restricciones, sin saber cómo salir.
- Si, al contrario, lo tuyo no es restringir, sino no saber parar de disfrutar.
- Si sospechas que debe de haber otra manera de abordar la alimentación, porque eso de limitarte a cenar kiwi no es lo tuyo.
- Si te intriga saber más sobre comer de forma más intuitiva y qué es la libertad alimentaria o *food freedom* (las explicaremos más adelante).
- Si no sigues dietas pero sientes que necesitas un poco de estructura en cuanto a tu nutrición y hábitos. *EAT girl* te abrirá la mente y te ayudará a desarrollar diferentes herramientas que te permitirán conseguirlo.

También es para las que nunca han estado a dieta, las que creen que quieren seguir estando a dieta, las que no creen en nada de esto, las que no tienen fe en sí mismas y las que sí la tienen.

Este libro no es para ti...

- Si estás buscando una dieta rígida, un plan restrictivo o alguna solución exprés para bajar de peso que dure lo

mismo que tu entusiasmo por empezar el gimnasio en enero.
- Si quieres recetas mágicas o fórmulas que prometen resultados inmediatos sin un cambio real y sostenible.
- Si no estás dispuesta a cuestionar tus creencias actuales sobre la comida, el cuerpo y los hábitos.
- Si prefieres seguir en el mismo camino sin explorar nuevas formas de relacionarte contigo misma y con la comida.
- Si tú misma consideras que no lo es.

> **En resumen, este libro está diseñado para cualquiera que desee transformar su relación con la comida. Para quienes quieren dejar atrás las dietas restrictivas, la culpa y la obsesión, y transformarlas en disfrute, intención e ilusión.**

Quizá, al leer este libro, surjan una mezcla de emociones. Tal vez te sientas acompañada o incluso aliviada al descubrir que no necesitas empezar cada lunes con una nueva dieta. Quizá te sientas incluso ofendida al verte identificada. Puede que te invada la pena al darte cuenta de cuánto habías normalizado comportamientos que, en poco tiempo, te parecerán cuestionables.

Es posible que te incomode admitir cómo te has tratado durante tanto tiempo. Incluso podrías sentir vergüenza al notar que, sin querer, has sido parte activa en la perpetuación de ciertos comportamientos tóxicos, o quizá estas palabras te parezcan incluso absurdas viniendo de alguien que no ha vivido en un cuerpo más grande ni enfrentado los desafíos que ello conlleva. Y eso está ok.

Es válido sentir incomodidad al salir de tu zona de confort, desaprender lo que has creído toda la vida y cuestionar creencias que han moldeado tu identidad. Te lo digo porque me pasó. Este libro no busca atacarte ni juzgarte, sino invitarte a reflexionar, cuestionar y, sobre todo, liberarte de tanto juicio y presión en torno a la comida y tu cuerpo.

Si me lo permites, este viaje no solo puede brindarte esperanza, sino también las herramientas para vivir de manera más plena, en paz contigo misma y con alimentos que nutran tu cuerpo y tu espíritu. **Eso sí, si decides empezar este libro, te animo a que lo leas hasta el final. Cada capítulo se complementa con el anterior y el final da sentido al inicio.**

1

Un bocado de mi historia

Aquí te dejo una miniparte de la historia que me llevó hasta aquí. La historia de una mujer de treinta y tres años que pasó su veintena intentando seguir todas las dietas de moda. Dietas que nunca lograba seguir al pie de la letra con éxito, pero sí con gran frustración. Sin darme cuenta, aquello se convirtió en mi principal meta de vida, aunque jamás lo habría reconocido ni aceptado. Se trataba de un «secreto» del cual no era ni consciente: aparentar que no me importaba mientras invertía la mayoría de mi energía, dinero y tiempo en perder esos últimos kilos y perseguir ese cuerpo de ensueño que parecía siempre estar fuera de mi alcance. Absurdo, lo sé. Estaba convencida de que me sentiría más en paz o feliz cuando llegara a *ese* peso; ya sabes, *grass is always greener on the other side* («el césped es más verde del otro lado»), un dicho en inglés que se refiere a la ilusión de que lo ajeno siempre parece mejor, cuando, en realidad, todo depende del ángulo desde el que lo mires.

Hoy puedo decir que esa mujer finalmente encontró un camino hacia la libertad alimentaria (la que pensaba que solo era algo que los demás podían conseguir, no yo) y el equilibrio, en lugar de la obsesión con la salud y el peso. Estoy profundamente agradecida de poder decir que no llegué a este punto porque sufrí una depresión o un trastorno alimenticio. No he vivido ese momento de «tocar fondo» que a tantas otras les ha hecho despertar. Simplemente, un día me di cuenta de que no quería pasar el resto de mi vida luchando contra mi apetito, evitando el pasillo de los chocolates en el supermercado, preparando un menú diferente al de mi familia, criticándome a mí misma to-do-el-día o aceptando que mis metas a los setenta años todavía fueran a estar tan marcadas por la cultura de las dietas como lo estuvo en mi veintena.

Yo a los setenta tengo claro que quiero estar disfrutando de lo que más me importa: de mi familia, mis amigos cercanos y de los momentos significativos sin que el miedo a engordar me robe ni un minuto de mi tiempo o energía.

Esto no significa que no me cuide, solo que no lo hago en el sentido que la mayoría tenemos arraigado (es decir, con el foco en adelgazar o no engordar), sino comiendo alimentos frescos, nutritivos, que me gustan y que disfruto. Y si tengo claro que así quiero vivir no solo a los setenta, ¿por qué no aplicarlo ahora que son los años más vitales?

Además, entendí que las dietas restrictivas son una trampa, a menos que realmente te sirvan como herramienta para aprender a crear **hábitos** que te hagan sentir bien y que puedas mantener con un mínimo de esfuerzo a largo plazo. No algo que solo dure dos o tres semanas.

Tomar conciencia de que necesitaba cambiar de mentalidad no fue algo automático, sino un camino sinuoso que estuvo lleno de *red flags* («banderas rojas»). Me di cuenta de que tenía que haber otra manera de vivir que no implicara estar perpetuamente a dieta. Pero mientras estudiaba para obtener mi certificado de *coach* de nutrición y bienestar, irónicamente, me sentía cada vez más estancada. *(Primera bandera roja).*

Aunque mi intención era «estar sana», me descubría obsesionándome con todo lo que supuestamente no debía comer para lograrlo. Notaba que las creencias que tenía sobre lo que significaba ser saludable me llevaban a comportamientos que, en realidad, no consideraba saludables en absoluto, y que, peor aún, tendía a esconder. *(Segunda bandera roja).*

Por ejemplo, me daban impulsos de tirar cualquier alimento con azúcar de mi despensa, pero luego, en un restaurante, terminaba comiendo el postre automáticamente, hasta sentirme demasiado llena. Al día siguiente, pasaba por el supermercado y compraba de nuevo todo aquello que había jurado no volver a comer, repitiendo el ciclo una y otra vez. Algo no cuadraba.

Sabía lo que «tenía» que hacer, pero me resultaba imposible conseguirlo. O lograba cumplirlo, pero solo de manera intermitente, lo que me hacía sentir frustrada y fuera de control. *(Tercera bandera roja).*

Y, por supuesto, todo esto venía acompañado de una autocrítica constante: ¿cómo pretendía ser un ejemplo y ayudar a las demás si ni siquiera yo lograba «ceñirme al plan»? *(Cuarta bandera roja).*

Qué ironía: cuanto más me esforzaba por poner orden y mejorar mi salud, nutrición y bienestar, más parecía que todo se descontrolaba. Este patrón me llevó a cuestionarme profundamente: ¿por qué, si estaba intentando hacer todo «bien», las cosas solo iban a peor? Fue entonces cuando entendí que el problema no era ni mío ni de mi cuerpo (que, al fin y al cabo, solo estaba respondiendo como cualquier cuerpo sometido a una dieta). El problema era la forma en que estaba abordando mi alimentación y mi concepto de «bienestar».

Ahora sé y entiendo que había una pieza clave que me faltaba: antes de intentar cambiar o mejorar la forma en que comes, es crucial abordar tu **relación con la comida**. Al menos en mi experiencia, trabajar en tu relación con la comida debe ser el **primer paso**. Sin esta base, cualquier cambio en tu alimentación se convierte en algo superficial y difícil de sostener a largo plazo.

La relación con la comida es el cimiento sobre el cual construir todo lo demás. Es como los cimientos de un edificio: lo que le da estabilidad y permite que todo lo demás se sostenga con seguridad.

Luego están los muebles básicos: el sofá, la cama, la mesa y las sillas, que representan los elementos fundamentales (o, como los llamo yo, **los básicos**) para el bienestar, como **comer y dormir lo suficiente, mantenerse hidratada** (o al menos no contribuir activamente a tu propia deshidratación... «Hola, resacas») y moverse de forma natural en el día a día.

Por último, vienen las piezas decorativas, esos detalles personales que hacen que la casa sea realmente tuya. Esto equivale a tus preferencias, tus gustos individuales y las elecciones que haces basándote en lo que disfrutas y lo que realmente te funciona y tus metas, por ejemplo.

Sin unos buenos cimientos, los muebles y las piezas de decoración no pueden cumplir su propósito, y todo el conjunto se tambalea. Por eso, trabajar primero en tu relación con la comida es esencial para crear un espacio sólido y auténtico en el que puedas construir un estilo de vida que te haga sentir plena.

Vi que había una fina línea entre la intención de cuidarse

de verdad (lo que me interesa a mí) y perseguir la delgadez de forma perpetua (de forma consciente o no) y no sentirte nunca realmente contenta contigo misma a pesar de hacer todo «lo que debes» o lo «mejor que puedas», incluso a pesar de llegar a «esa meta». Creo que sabes de qué hablo. Incluso cuando llegas a la meta, hay ese sentimiento de que algo falta, de que aún hay otro problema que solucionar, algo más que pulir, que mejorar. Nunca parece ser suficiente, incluso parece empeorar. (Pues resulta que el césped no está más verde del otro lado). Y ahí saltaron las alarmas.

Te dejo otro ejemplo. No entendía cómo algunas mujeres podían hablar tan mal de sí mismas, ni cómo no se daban cuenta de que lo que decían no era cierto. Aunque la apariencia es lo de menos, **para efectos de este mensaje,** debo decir que se veían espectaculares, tanto en persona como en fotos. Pero para ellas, había que borrar las fotos inmediatamente, y esa simple imagen **desencadenaba la necesidad** de «cerrar el pico», pero ahora en serio.

Sospechosamente, por mucho que me pareciera increíble que vieran una versión tan distorsionada de sí mismas, me di cuenta de que yo hacía exactamente lo mismo conmigo. Por ejemplo, de verdad creía que salía mal en la foto, por mucho que los demás dijeran lo contrario, sentía la necesidad de editar o alterar la foto, y eso que «no tenía ningún trastorno». Antes pensaba que me decían que salía bien por cortesía, automatismo, o por pena. Al principio **dudaba de su sinceridad, pero, de repente, empecé a dudar de mi coherencia.**

Esa conclusión marcó un momento importante porque me obligó a mirar más allá de lo superficial y a reflexionar sobre cómo nos percibimos a nosotras mismas, cómo nos hablamos internamente y cómo eso afecta a nuestra relación con nuestro cuerpo y nuestra autoestima. Me di cuenta de que el problema no era solo lo que veía en el espejo o en las fotos, sino cómo había aprendido a juzgarme con un estándar inalcanzable y cómo esas críticas internas se habían convertido en algo automático, casi normal. Como si fuera una virtud más **el no sentirse bien con una misma.**

No digo que tuviera un trastorno, porque, con sinceridad, me da igual si se considera que lo tenía o no. Claramente, darse atracones con la comida todas las tardes y fines de semana no es algo normal, aunque sea común. Pero mi propósito no es encasillarme en ninguna categoría. Para mí, lo importante no era «el diagnóstico», sino reconocer que esos comportamientos estaban ahí por ciertas razones. (En realidad no lo considero un trastorno simplemente porque ahora entiendo que es el resultado de sentirme privada por mis propias reglas alimenticias que me imponía). Y así como aparecieron, sabía que podían desaparecer. Quizá no con la misma rapidez, pero sí con la misma certeza.

En mi realidad, no se trata de vivir bajo una etiqueta ni de justificar que toda tu vida debe girar en torno a eso. Simplemente, reconocí que era algo que quería cambiar. Y me puse manos a la obra. Entendí que requería trabajo interno, paciencia y compromiso, y decidí tomar acción.

Por supuesto, también reconozco que mi situación no era tan grave como lo podría ser la de otras personas, y entiendo que no todas tenemos la misma capacidad o las mismas herramientas para enfrentarnos a esto de la misma manera. Es importante no compararte con los demás ni invalidar tu propia experiencia. Cada camino es único, y lo más importante es respetarlo, sea cual sea tu punto de partida. Lo que importa es dar el primer paso hacia el cambio que deseas para ti misma.

Ahí me di cuenta de que, aunque mi intención de estudiar nutrición y convertirme en nutricionista era buena —quería ayudar a otras a alcanzar sus metas—, me enfrentaba a una contradicción: ¿cómo iba a hacer eso si ni siquiera era capaz de seguir mi propio plan? ¿Cómo pretendía ayudarles a ceñirse al suyo? Además, no estaba considerando que, como yo antes, la mayoría de las personas tiene como objetivo adelgazar a toda costa, enfocándose solo en la meta y no en el proceso, y eso no me terminaba de convencer.

Comprendí que primero necesitaba aprender a ser un verdadero ejemplo, aunque aún no sabía cómo hacerlo. Mi deseo era ayudar a empoderar a más mujeres a transformar por completo su relación con la comida, para que pudieran aprender a conocerse mejor y así poder elegir, de manera consciente y autónoma, sin forzar, una alimentación que realmente funcione para ellas y las haga sentir bien. Quería que estuvieran en paz con sus decisiones y que aprendieran a hacer elecciones informadas y saludables que les aporten felicidad. De esa manera, podrían transformar por completo su calidad de vida, no porque siguieran mis consejos al pie de la letra, sino porque las decisiones surgirían desde su propio autoconocimiento y confianza en sí mismas.

Y en mi opinión, aquí está la clave, porque un cambio que viene desde dentro es sostenible y auténtico, mientras que un cambio impuesto desde fuera, como seguir reglas estrictas o planes ajenos, suele ser temporal y desgastante. Al fin y al cabo, lo que funciona para una no necesariamente funciona para otra. Cuando las decisiones nacen del autoconocimiento, se convierten en elecciones alineadas con las necesidades, valores y deseos de cada persona, no con pautas externas que muchas veces son inapropiadas. Cuando este cambio viene de ti, te empodera a tomar decisiones informadas y saludables sin culpa ni miedo, creando una sensación de paz y libertad que mejora tu calidad de vida a largo plazo.

Como ves, mi historia no es especialmente dramática. Solo empecé a cuestionar la «norma» de estar a dieta, una norma que parecía afectar a muchas mujeres. Para mí, la importancia de sentirme bien físicamente, verme bien y estar en armonía con mi cuerpo es innegable. Quizá sea porque todavía siga influenciada por una sociedad que idealiza la delgadez o le doy algo de importancia a lo que pensarán los demás, o pongo algo de valor en mi físico dado el mundo en el que me muevo (redes, reportajes, eventos, entrevistas, etc.). Personalmente, admito que me siento más segura y atractiva cuando mi cuerpo se siente fuerte y en forma, pero, sobre todo, cuando trabajo en mi mentalidad. Ahora entiendo que **eso** es lo que más influye en mi propia percepción de mí misma y en mi confianza, **independientemente de cómo luzca**. Y eso que mi trabajo interno sigue en pleno desarrollo. Lo que tengo claro es que no perderé más tiempo en dietas milagrosas ni en obsesionarme por perder peso, porque entiendo que no es la solución (sino más bien el problema) y sé que esa actitud ya no funciona para mí. He optado por **abordarlo desde un enfoque de autocuidado, paciencia e intención, y no desde el autocastigo, las prisas y los impulsos.**

Entiendo perfectamente que hablo desde un lugar de ventaja. Mi genética, mi «delgadez», incluso las herramientas y los recursos que me han permitido llegar a este punto con mi relación con la comida y mi cuerpo, son privilegios que no todas las personas comparten. Soy muy consciente de que mi cuerpo se encuentra en el lado privilegiado del ideal impuesto por la cultura de las dietas. Y de que es más fácil abordar estos temas justamente porque nunca he tenido la experiencia de experimentar la vida en un cuerpo más grande. Sin embargo, he ido aprendiendo que la lucha contra una autoimagen corporal negativa no tiene que ver con el tamaño real de nuestro cuerpo, sino con nuestra percepción de ella (¡más sobre esto en la última parte!).

Con esto lo que quiero que entiendas es que, como yo, no eres un caso aparte, ni tienes un problema único. Yo también pensaba que la alimentación intuitiva funcionaría para las demás, pero era imposible que funcionara para mí: «¿Cómo voy a escuchar mi cuerpo si lo único que me pide es comida "basura"?», pensaba. Tenía *comprobadísimo* que esto no era para mí, ya que, si me permitía comer lo que me pidiese el cuerpo, el cuerpo solo me pediría comer chuches, *croissants* (¡o «croasanes» como se dice en España!) y todo lo que consideraba «prohibido». Yo también pensaba que eso de «permitirte todos los alimentos» iba a ser en mi caso justo eso: comerme todos los alimentos.

Esto ya no se trata de una última dieta. Se trata de aprender una serie de herramientas que podrás usar para el resto de tu vida.

2

¿IT girl o EAT girl?

¿A quién no le atrae e intriga la vida de una IT girl? A mí también me pasa, y eso que, **según algunos medios, soy una de ellas**. *¡Qué presión!* Una IT girl, **esa chica aparentemente perfecta, que parece tenerlo todo: estilo, éxito y una vida de ensueño**.

Que destaca por su estilo, carisma y presencia, convirtiéndose en una referencia de moda, tendencias y la clave: **su estilo de vida**. Pues aquí es donde entra la EAT girl.

La **EAT girl** se diferencia de la **IT girl** en su manera de vivir, en su enfoque. No es esa ilusión cuidadosamente construida ni esa *picture-perfect life* (qué aburrido sería ser perfecta). La IT girl brilla en el escaparate; la EAT girl brilla desde dentro. Esta toma lo mejor de la IT girl, pero deja atrás las expectativas imposibles. Es auténtica, celebra lo que la hace única y convierte sus imperfecciones **en su mayor fortaleza**. Es una mezcla entre confianza, bienestar y disfrute, pero sin la presión de mantener una fachada impecable.

Eso dicho, por supuesto, celebro a todas las mujeres: IT girls, EAT girls y *girls*. Este juego de palabras no busca encasillar ni señalar a nadie, sino subrayar la idea de un concepto que rompe con lo convencional: «You **can** have your cake **and** eat it too».

Sí, aunque el dicho original en inglés afirme lo contrario, en el mundo de las **EAT girls** *sí se puede tener todo*: se puede disfrutar de lo que te gusta sin perder el control, vivir sin nunca volver a empezar una dieta restrictiva, y sin el miedo a que eso condicione tu aspecto físico. Encontrar un equilibrio que funcione para ti, sin renunciar al placer ni al bienestar real.

Una EAT girl disfruta de lo que come con presencia saboreando el placer que la comida le ofrece, y extiende esa filosofía al resto de su vida: sabe que la felicidad no está en alcanzar la perfección, sino en apreciar, disfrutar al máximo y sentir gratitud por todo lo que ya tiene. No teme saltarse las reglas alimentarias, porque no sigue ninguna. Está en paz con la comida y come para sentirse bien (en todos los sentidos, tanto física como emocionalmente) y no para adelgazar.

El dicho tradicional en inglés «You **can't** have your cake and eat it too» se utiliza para explicar que no puedes tener todo lo que deseas, que debes elegir: no puedes quedarte con el pastel intacto (*have your cake*) y, al mismo tiempo, comértelo (*eat it too*), porque una vez que lo disfrutas, ya no está. (En este caso preciso se referiría a que no puedes ser sana sin tener restricciones, o que no puedes comer lo que te gusta y llegar a tus metas). Pero esta es la magia de ser una EAT girl: puedes tener tu pastel y comértelo también. Porque vivir plenamente, disfrutar de la comida y sentirte bien contigo misma no son elecciones opuestas ni excluyentes.

Ser una EAT girl no significa alcanzar tu *mejor* versión. Significa elegir ser tu versión *favorita*. Que tu verdadera aspiración no sea *parecerlo* todo, sino *serlo*. Sentirte en paz y ser tú misma, en tu versión más genuina y favorita, con todo lo que eso implica.

Para una EAT girl, el bienestar no es una lista interminable de restricciones ni una persecución obsesiva de un ideal inalcanzable, sino una conexión genuina con lo que su cuerpo y su mente de verdad necesitan.

No se trata de un equilibrio autoimpuesto o de una búsqueda obsesiva de compensar, sino de entender que la vida es dinámica y está en constante cambio. La EAT girl se adapta, aprende y evoluciona con sus circunstancias, priorizando siempre, por un lado, su bienestar real (y ese bienestar incluye ser amable consigo misma, para poder escucharse y honrar lo que de verdad le funciona a nivel nutricional, por ejemplo) y, por otro, el placer, porque sabe que una vida plena no se construye desde la restricción sino desde la intención. (Y con un par de galletas recién salidas del horno).

¿Lo mejor de todo? ¡Que tú ya eres una EAT girl! Pero es posible que hayas perdido la conexión con esa parte de ti, porque te has dejado llevar, al igual que lo hice yo, por la cultura de las dietas y sus reglas externas («nada de carbohidratos» y similares) hayan nublado tu capacidad de reconocerlo. Pero está ahí, intacta, esperando a que la redescubras. Este camino no va de convertirte en algo que no eres, sino de reconectar contigo misma y volver a confiar en que tú ya tienes todo lo que necesitas para disfrutar de la comida sin restricciones y con control.

¿Lista para despertar la EAT girl que está dormida en ti?

3

Los 10 mandamientos de una EAT girl

1. Autenticidad y autoaceptación
Una EAT girl trabaja para sentirse cómoda consigo misma, incluso con sus inseguridades. Aprende a gestionarlas para que no interfieran con su estado de ánimo ni con sus elecciones de vida, incluida la comida. No se obsesiona con cumplir estándares de belleza imposibles. En lugar de eso, aprende a aceptar y respetar su cuerpo tal como es hoy, y decide luchar por sus objetivos (realistas) con amor, intención y paciencia, y no con odio, pánico y prisas. Su relación con la comida es un reflejo de esta autoaceptación: come intencionalmente, disfrutando, sin culpa.

2. Bienestar integrativo
Una EAT girl prioriza su bienestar físico, emocional y espiritual. Entiende que no solo la comida determina su salud, también lo hace el entorno que crea para sí misma, la manera de hablarse y otros muchos factores. Busca comer para *sentirse* bien y no para *verse* bien. Encuentra lo que le da energía y balance en su día a día: desde los alimentos que le nutren, el

deporte que le gusta y el descanso que necesita, hasta las conexiones (y desconexiones) con las personas y las actividades que le aportan felicidad.

3. Alimentación placentera
Una EAT girl come para nutrirse y para disfrutar. Una EAT girl ya no sigue dietas restrictivas ni compara cómo come con cómo lo hacen los demás. Busca lo que le funciona: a su cuerpo, su mente, su estilo de vida y sus metas. Entiende que la comida es tanto una fuente de energía como un placer, y abraza ambos aspectos sin culpa. Su libertad alimentaria radica en permitirse elegir sin restricciones arbitrarias, disfrutando cada bocado desde un lugar de intención y paz.

4. Rechazo de la perfección en redes sociales
Una EAT girl no siente la necesidad de aparentar algo que no es ni busca constantemente la validación externa. Aunque le importe lo que piensen los demás, se preocupa solo hasta cierto punto y no permite que eso interfiera con sus decisiones a diario. Comparte su realidad de manera discreta pero auténtica, consciente de que lo que vemos en las redes es solo una pequeña (y embellecida) parte de la vida.

5. Empoderamiento a través del autocuidado
Para una EAT girl, el autocuidado no es un lujo, sino una necesidad básica. Come lo **suficiente**, duerme lo necesario, se hidrata bien y evita todo aquello que reste a su bienestar (como las resacas). El autocuidado incluye también manejar el estrés crónico o puntual. Esto también significa saber cuándo descansar, cuándo motivarse y cuándo simplemente disfrutar de la

vida. Entiende que cuidado propio también implica permitirse comer sin juicios.

6. Confianza y fortaleza interior
Una EAT girl no se compara con los demás. Su confianza no viene de buscar aprobación externa, sino de aceptar sus singularidades y vivir en coherencia con sus valores personales. Cree firmemente que tanto la felicidad como la confianza son elecciones que se trabajan día a día. Aunque cueste aceptarlo, tiene el poder de elegir sus emociones y reacciones. Con esta mentalidad, no espera pasivamente a que la vida le lleve; en su lugar, se esfuerza por hacer que las cosas sucedan en lugar de simplemente dejar que le sucedan. Vive con un profundo sentido de responsabilidad, asumiendo el control de sus decisiones y su camino y, por supuesto, de su relación con la comida.

7. Flexibilidad y adaptabilidad
Una EAT girl se permite experimentar, probar, equivocarse y aprender. Ajusta lo que sea necesario hasta encontrar lo que realmente le funciona. No sigue tendencias ciegamente ni se deja llevar por las modas que prometen soluciones rápidas. El bienestar no es un destino fijo ni algo que se consigue de una vez por todas, sino un proceso dinámico y constante de autoconocimiento. Reconoce que lo que le funciona hoy podría no funcionar mañana, y permanece abierta al cambio, la flexibilidad y el aprendizaje continuo, sobre todo en su relación con la comida.

8. Celebración de la vida
Una EAT girl disfruta de la comida sin culpas ni restricciones innecesarias. Entiende que decir «no» por autocuidado no

es lo mismo que restringirse por miedo. Abraza un enfoque donde cada elección —desde disfrutar de una comida deliciosa hasta tomarse un día de descanso o ser productiva— es una oportunidad para vivir alineada con lo que realmente necesita y desea. No da nada por hecho y valora lo que ha construido en su vida.

9. Influencia positiva y real
Una EAT girl inspira a otros desde la autenticidad, la aceptación y el respeto propio, no desde estándares inalcanzables. Acepta sus errores y aprende de ellos, mostrando que el progreso es más valioso que la perfección. Se interesa genuinamente por los demás y comparte su viaje (si así lo desea) de manera honesta, sin pretender tenerlo todo bajo control. Su ejemplo no se basa en reglas estrictas ni en dietas, sino en mostrar que comer con orden, estructura y control puede coexistir con una vida libre de restricciones. Su influencia se convierte en un apoyo real y accesible, no en la perpetuación de ideales irreales.

10. Diálogo interno autocompasivo
Una EAT girl cultiva una voz interna amable, neutra o positiva. No cree que rebajarse a sí misma sirva como motivación. Deja atrás la autocrítica constante y transforma su diálogo interno en uno productivo. Es paciente consigo misma. Se enfoca en construir hábitos sostenibles y en disfrutar del proceso, sabiendo que es el camino lo que le da significado a la meta. Prioriza cómo quiere sentirse en su día a día, ¡y no a partir del lunes!

> En resumen, ser una EAT girl no es buscar alcanzar una perfección inexistente a corto plazo, sino elegir vivir de manera más plena, feliz, auténtica y con tus prioridades en orden buscando resultados a largo plazo.

4
Conceptos clave para dejar de comerte la cabeza

1. *Food freedom*

En este libro quiero iniciarte en el concepto de *food freedom*, o lo que podríamos traducir como «libertad alimentaria». Este va más allá de estar en paz con la comida: tiene como objetivo construir una relación saludable, equilibrada y realista con la alimentación.

El *food freedom* no se trata de comer lo que sea, cuando sea y sin pensar en las consecuencias. Tampoco es una dieta disfrazada (no implica otras reglas tipo «comer sano» un 80 por ciento del tiempo y lo que quieras un 20 por ciento del tiempo). No implica relajarte tanto con la comida que dejes de tomar en consideración tu salud, ni es una excusa para ignorar lo que tu cuerpo necesita. Más bien es la capacidad de tomar decisiones alimenticias conscientes y sin culpa, desde un lugar de conexión contigo misma, tus necesidades y tus objetivos.

Se trata de aprender a comer de manera más intuitiva y más práctica, con el objetivo de **sentirte** bien, tanto mental como físicamente, en lugar de estar constantemente atada a la culpa o a la necesidad de «compensar» lo que comes. Es estar en paz con tus elecciones y encontrar un estilo de alimentación que funcione para ti, sin importar lo que funcione para otros.

El *food freedom* no es una meta que se alcanza y ya está. No es un estado permanente que logras mágicamente un día y te olvidas de todo. Ni siquiera es comer de manera «perfecta». Eso no existe.

Es un viaje, no es un destino, por muy cursi que suene. Lo bueno es que no hay fecha límite y no hay destino final. Es un constante *work in progress* (es un «trabajo en progreso»). Mientras caminas por este sendero, te liberas cada vez más de las cadenas que ahora mismo te atan: las dietas restrictivas, la obsesión con los números y la presión de cumplir con expectativas arbitrarias.

No es una fórmula mágica ni una lista de pasos que sigues durante unas semanas para luego descartarlos porque «no funcionó» y decirte que tu cuerpo «solo te pide lo malo» (hablaremos de esto más adelante). Si te acercas al *food freedom* pensando que es un truco para comer lo que quieras cuando quieras sin considerar las repercusiones no es así.

Es un estado mental y físico en el que la comida vuelve a ser lo que siempre debió ser: algo que nutre, que conecta, que se disfruta sin restricciones excesivas ni preocupaciones constantes. Pero lo más importante es que te lleva hacia algo mucho más grande: la libertad de vivir tu vida plenamente, sin que la comida o tu cuerpo ocupen más espacio del que les corresponde.

En esencia, el *food freedom* consiste en tomar decisiones alimenticias guiadas por cómo queremos sentirnos, en lugar de enfocarnos únicamente en cómo queremos lucir. Lo que lo hace único es que no se trata de forzarlo ni de imponerlo. No es otra regla ni pauta externa. No necesitas «intentar» comer con *food freedom*, porque no es algo que se logra con presión ni perfección. Este estado es el **resultado** natural de trabajar en una serie de comportamientos y actitudes hacia la comida y hacia ti misma.

El *food freedom* no se «intenta», se construye. Es una consecuencia de pequeños cambios en tus comportamientos y pensamientos, no un objetivo que se persigue con obsesión. Surge de muchos actos de conexión contigo misma: permitirte disfrutar sin miedo, escuchar lo que tu cuerpo realmente necesita y desafiar la narrativa que te ha mantenido atrapada en un ciclo de restricción y culpa.

Porque la vida es demasiado corta para desperdiciarla preocupándote por alcanzar números arbitrarios: el que muestra la báscula (o el que te gustaría ver), el de la talla de tu pantalón (o la que crees que deberías usar), las calorías o las porciones. El *food freedom* es liberarte de esa presión, de ese ruido constante en tu cabeza que proviene de la cultura de las dietas que te dice que nunca es suficiente, que siempre hay algo más que controlar o mejorar. El *food freedom* es comer normalmente: sin ansia, sin sobreanalizar, sin culpa ni juicios. Es comer con intención estando en paz con tu elección. Es aprender a escuchar, lo mejor que puedas, tus señales de hambre y saciedad, teniendo en cuenta lo que tu cuerpo necesita y lo que realmente disfrutas.

2. Cultura de las dietas

La cultura de las dietas es un conjunto de creencias colectivas que priorizan la delgadez por encima de cualquier otro aspecto, incluso la salud o el bienestar. Visualízala como un filtro que distorsiona la manera en que percibes la comida, tu cuerpo, tu salud, tu bienestar, tu valor y tu éxito. Es como esos filtros de las redes sociales que suavizan, ajustan y cambian la realidad, haciéndote creer que algo en ti está mal cuando en verdad es auténtico y suficiente. Este filtro afecta cómo te ves a ti misma, cómo te juzgas a ti y a los demás y qué expectativas tienes sobre lo que deberías ser o hacer en cuanto a la comida y tu cuerpo.

La cultura de las dietas se centra en restringir calorías en lugar de añadir alimentos nutritivos que verdaderamente beneficien al cuerpo. Fomenta esa obsesión de «llegar a tus metas cueste lo que cueste», ignorando los efectos físicos y emocionales que esto pueda acarrear. Promueve la idea de que el peso o el tamaño del cuerpo no solo definen la salud de una persona, sino también su valor, éxito y estatus, cuando está demostrado que ni el tamaño ni el peso son una buena indicación de salud. (Y no hace falta que diga que tampoco lo es de tu valor ni éxito ni estatus).

Establecer la delgadez como el estándar ideal de belleza y éxito hace que las mujeres sientan que necesitan alcanzar ese objetivo para ser aceptadas, valoradas o incluso saludables. Para reforzar esta idea, perpetúa la creencia de que tu cuerpo, tal como es, supone un problema que necesita solución. Esto no solo ignora la diversidad natural de los cuerpos, sino que también genera una constante sensación de insatisfacción. Cada vez que alguien no cumple con este ideal (algo que, por cierto, le sucede a la mayoría), la cultura de las dietas ofrece «soluciones» como dietas restrictivas, planes de ejercicio extremos o productos milagrosos como pastillas, medicamentos, tés o batidos adelgazantes.

La cultura de las dietas no te advierte de que esas «soluciones» tienen efectos secundarios: más pensamientos obsesivos sobre la comida, más ansiedad al comer, más hambre, más impulsos incontrolables... Y eso sin mencionar otras consecuencias como problemas en la salud intestinal, la digestión y una larga lista de posibles daños. Estas «soluciones» no solo fallan en su promesa de transformar tu cuerpo, sino que también pueden causar estragos en tu bienestar físico y mental. Sus falsas promesas suelen ser irrealistas y basadas en resultados temporales, lo que lleva a las personas a un ciclo interminable de intentos fallidos. Este patrón genera frustración, culpa y una relación tóxica con la comida y con el cuerpo. En lugar de promover el bienestar real, se perpetúa la dependencia de productos, servicios y sistemas que no están diseñados para mejorar la salud, sino para explotar la inseguridad de las personas.

Las dietas restrictivas, los planes rígidos y las rutinas de ejercicio agotadoras, enfocadas únicamente en quemar calorías y perder peso, generan un ruido constante que te hace pensar que los necesitas. Todo esto se basa en mensajes contradictorios que ignoran la bioquímica única de cada persona, porque lo que funciona para una persona no necesariamente funcionará para otra.

Además, la cultura de las dietas discrimina y menosprecia a quienes no alcanzan un cuerpo que se ajusta a sus estándares. Existe una línea muy delgada entre cuidar tu cuerpo porque te importa y deseas invertir en tu bienestar, y caer en el miedo constante a comer o disfrutar de la comida por temor a engordar.

Como explican Victoria Lozada y Estefanía Fernández en *Come sin hacer dieta*, la cultura de las dietas se basa en tres pilares:

- **La idealización de la delgadez.** Promueve la idea de que ser delgada (o tener un cuerpo específico) equivale a ser saludable, exitosa, atractiva y moralmente superior. Pone la delgadez como una meta aspiracional, sin importar las consecuencias para la salud física o emocional. También discrimina y fomenta el prejuicio hacia los cuerpos que no tratan de alcanzar el objetivo perpetuando el estigma del peso.
- **La moralización de los alimentos y los hábitos.** Los alimentos y los comportamientos relacionados con la alimentación son etiquetados como «buenos» o «malos»; «permitidos» o «prohibidos». Esto genera una relación disfuncional con la comida, en la que las personas sienten culpa o vergüenza al consumir ciertos alimentos y orgullo al restringirse o cumplir con las «reglas».
- **La promesa de redención, estatus y felicidad a través de la dieta.** La cultura de las dietas vende la idea de que seguir un régimen o alcanzar un cuerpo ideal traerá felicidad, éxito, amor propio y aceptación social. Esto mantiene a las personas atrapadas en un ciclo interminable de dietas e insatisfacción personal, ya que la promesa rara vez se cumple y siempre hay una nueva meta o plan que seguir.

Cuando hablo de la cultura de las dietas, me refiero a una sociedad que prioriza la delgadez por encima de la salud general. Esto no significa que todas seamos víctimas pasivas ni que estemos completamente dominadas por estas influencias. Es cierto que muchas personas logran resistirse, pero también es innegable que muchas otras, consciente o inconscientemente, pierden de vista sus metas reales y terminan arrastradas por estas ideas sin darse cuenta.

Yo misma soy una de esas personas. Reconocerlo es el primer paso y no implica rendirse a esta realidad, sino tomar conciencia de cómo impacta en nuestro día a día y, a menudo, en nuestras decisiones a lo largo de la vida. Solo al entender este impacto podemos empezar a desmantelar su influencia y vivir de una manera más auténtica y libre.

Desde la infancia, y especialmente durante la adolescencia, las mujeres somos bombardeadas por una obsesión social con la delgadez, una obsesión que, si no se aborda, puede acompañarnos toda la vida. Es probable que incluso lo hayas visto reflejado en tu propia familia: tal vez tus padres te prohibían comer pan en la mesa o hacían comentarios como «no te sirvas otra porción» porque, a diferencia de tu hermano, «tú no te lo puedes permitir». Quizá incluso escuchaste frases como «va a ser difícil que encuentres pareja si subes de peso», o incluso recuerdas a tu abuela decir «no debería comer eso, estoy muy gorda» mientras se servía un poco de patatas al horno, o «estoy siendo malísima» simplemente por disfrutar de una chocolatina después de comer. (¡En ningún momento estoy denunciando a nuestros queridos familiares! Lo que quiero es señalar que esta cultura está por todas partes: incluso si tus allegados solo querían y quieren lo mejor para ti, la realidad es que ellos también vivían y viven en la misma cultura de las dietas que nosotras). Esta obsesión alimenta esa constante necesidad de ponerte a dieta, promoviendo la falsa idea de que la delgadez es sinónimo de *control*.

Las defensoras de la cultura de las dietas

«¡No es una dieta, es un estilo de vida!». «¡No es una dieta, puedes comer lo que quieras... siempre y cuando esté por debajo de x calorías!».

Como bien nos lo cuenta Christy Harrison en *Anti-Diet*, hay quienes consideran que ya no vivimos bajo la influencia de la cultura de las dietas, sino en una era de «salud y bienestar». Argumentan que la sociedad ha despertado, que ya no seguimos los estándares de las modelos esqueléticas de los años noventa y que somos una sociedad más «consciente», enfocada en el bienestar en lugar de la delgadez.

Sin embargo, aunque hemos avanzado mucho en normalizar los cuerpos reales y celebrar la diversidad corporal, aún queda mucho camino por recorrer. Y están las que convierten la restricción en virtud con frases como: «Estamos tan acostumbradas a comer mal que ahora comer sano se confunde con hacer dieta».

Lo que define una dieta no es comer saludable, sino cualquier cambio en la alimentación hecho con el propósito de perder peso. Si ese es tu objetivo, está bien. Pero no podemos ignorar algo importante: las dietas son casi imposibles de sostener a largo plazo y recuperar el peso perdido es más común de lo que queremos admitir. Aun así, nos aferramos a la idea de que esta vez será diferente. «La paradoja es que, en muchos casos, las dietas no solo no cumplen lo que prometen, sino que terminan llevándonos exactamente a la dirección opuesta de lo que esperábamos alcanzar», afirma Christy Harrison.

Aunque muchas veces se presenta bajo la apariencia de «control», de «estilo de vida saludable», de *wellness* o *health*, la cultura de la dieta genera desde desórdenes alimentarios hasta sentimientos de ansiedad, culpabilidad o vergüenza. Y ya que estoy, aprovecho para decir que también alimenta una industria multimillonaria enfocada exclusivamente en la pérdida de peso, que no se preocupa por nuestra salud emocional ni física, sino únicamente por nuestros bolsillos. Entiendo perfectamente que de eso va el negocio, pero al menos podrían decir toda la verdad. Imagínate si las dietas milagro o los «quemagrasas» funcionaran. No existiría esa industria que mueve millones de euros cada año. Harías la dieta, bajarías esos kilos y listo; nadie necesitaría volver a por otra dieta. No habría necesidad de productos milagrosos, programas restrictivos ni ciclos interminables de prueba y error. Pero no es el caso. Estas «soluciones» están diseñadas para fallar a largo plazo, porque esta industria depende de que vuelvas una y otra vez persiguiendo resultados que nunca serán sostenibles.

Es un sistema perfectamente diseñado para prosperar en nuestra frustración e inseguridad. Incluso en el muy improbable caso de que una persona pueda estar a dieta toda la vida, siempre habrá algo más que mejorar, un defecto que corregir o un producto más que comprar. Si las dietas tal como las entendemos funcionaran, no habría industria. Y esa sola idea lo dice todo.

Cuando estamos tan inmersas en una cultura como la de las dietas, resulta difícil ver el daño que causa. Por eso, el primer paso para liberarnos de ella consiste en tomar conciencia. Solo así podemos avanzar al segundo paso: hacer algo al respecto y retomar el control sobre nuestros hábitos y nuestro cuerpo.

En el libro *Come sin hacer dieta* de Estefanía Fernández y Victoria Lozada, se analiza que la cultura de las dietas podría compararse a nuestra lengua materna en el sentido de que crecemos inmersas en ella, absorbiéndola casi sin darnos cuenta. Estoy totalmente de acuerdo. Se vuelve parte de quien somos, de nuestra identidad y, sobre todo, sale de modo automático, sin pedir permiso. De pronto ahí estás tú, tratando a los carbohidratos como si fueran responsables del cambio climático. Bajo la influencia de la cultura de las dietas acabamos demonizando ciertos alimentos sin cuestionarlo, como si tuvieran poderes sobrenaturales para causar estragos.

Pero igual que puedes aprender otro idioma (incluso el francés con todas esas reglas imposibles), también puedes desaprender los mensajes de la cultura de las dietas. Claro, como con cualquier idioma nuevo, lleva su tiempo, te hace sudar y, de vez en cuando, volverás a lo conocido para salir del paso. Pero eso no significa que no puedas empezar a pensar y actuar en un «nuevo idioma».

Mírame a mí, por ejemplo. Ahora pienso en español. ¡Incluso escribo en español! Nunca lo creí posible. (¿Que tengo que buscar sinónimos cada dos por tres? Claro. Y sufro de algún que otro *Spanglish attack*. Pero oye, aquí estoy, sobreviviendo a las palabras esdrújulas (lo único que me acuerdo de mis clases de español) y usando expresiones que ni sabía que existían. «Alucino pepinillos». Si yo he podido con todo eso (volverme casi nativa en español, pero, sobre todo, transformar mi relación con la comida), tú puedes decirle adiós a la cultura de las dietas y construir una relación con la comida que no te haga perder la cabeza. Vamos, que si esto fuera un idioma, te aseguro que es mucho más fácil que aprender francés.

Y ahora que sabes qué es la cultura de las dietas, vamos a aprender a identificarla cuando aparece, a entender cómo y por qué podría afectarte. No se trata de juzgarte a ti misma ni a los demás, sino de estar un paso por delante para reconocer su influencia. Solo así podrás tomar decisiones que estén alineadas con tu bienestar y tus valores, en lugar de dejarte llevar por sus mensajes dañinos. Identificar la cultura de las dietas es el primer paso para recuperar el control sobre tu relación con la comida y tu cuerpo. Aquí van unas pistas para identificarla.

LA CULTURA DE LAS DIETAS EN NUESTRA SOCIEDAD

Está en los comportamientos diarios:

- En beber el café sin siquiera un chorrito de leche (si te gusta la leche, claro).
- En la idea de que comer postre o alimentos «prohibidos» es un «desliz» que hay que pagar con horas de cardio.
- En la amiga que siempre tiene que cancelar los planes por miedo a salirse de su plan alimenticio.
- En las conversaciones grupales sobre las últimas dietas milagrosas u otras soluciones rápidas, comparaciones corporales o trucos para adelgazar.
- En la persona que comenta sobre el cuerpo de otra nada más verla: «¡Estás espectacular!, ¿has adelgazado? ¡Qué bien te veo!».
- O en esas personas de confianza que no dudan en hacerte saber que han notado que has engordado.
- En esa persona que siente la necesidad de justificar que está en esos días del mes porque se ve *hinchada*.

- En los amigos o familiares que dicen: «Yo no puedo comer eso, hoy me voy a portar bien» o «Mañana empiezo, he sido malísima toda la semana».
- En la que se salta comidas para «compensar» lo que comió el día anterior.

Está en el lenguaje que usamos:

- En términos como *cheat meals* o *guilt-free chocolat chip cookies* (lo que se refiere a «comidas-trampa» o galletas de chocolate «sin culpa») (haciendo alusión a que no tienen azúcares añadidos y más bien están hechos con edulcorantes químicos) que asocian la comida con la moralidad.
- En frases como «me merezco este postre porque hoy he entrenado» o «mejor no como pan, ya cené pasta ayer».
- En la idea de que hay alimentos «prohibidos» y otros «permitidos»; que unos son «buenos» y otros «malos»; o en hablar de la comida como «limpia» o «veneno».

Está en las etiquetas de los alimentos:

- En los restaurantes, con menús que destacan las calorías de cada plato como si fuera el único aspecto relevante para elegir.
- En etiquetas de productos que destacan «light», «bajo en calorías», «cero azúcar» o «bajo en grasas» como si eso fuera sinónimo de salud. De hecho, a veces se sustituye el azúcar y la grasa por aditivos e ingredientes de dudosa calidad y los venden como alimentos saludables. ¡Es todo lo contrario!

Una nota sobre las etiquetas y el marketing de cada producto

Los productos etiquetados como «**light**», «**bajo en calorías**», «**cero azúcar**», «**bajo en grasas**», «**0% grasas**» o «**sin gluten**» suelen ser todo menos más saludables o nutritivos. Para compensar la falta de azúcar o grasa, muchas veces se añaden aditivos e ingredientes innecesarios y de dudosa calidad, pero siguen vendiéndose como alternativas «saludables».

Estas etiquetas son, en su mayoría, una estrategia de marketing, no una garantía de calidad nutricional. Lo mismo puede ocurrir con los productos ecológicos: que algo sea «eco» no significa automáticamente que sea mejor para la salud, solo indica su origen o procesamiento, no su valor nutricional.

Si comparamos el mismo alimento en versión ecológica y no ecológica, es probable que el ecológico tenga cierta ventaja.

El punto aquí es no dejarse engañar.

Es evidente que hay alimentos más nutritivos y beneficiosos que otros, y en eso todas podemos estar de acuerdo. Eso dicho, lo importante es que **cada una debería sentirse libre de elegir lo que quiere comer, sin culpa, sin vergüenza y sin necesidad de justificar sus elecciones**, ni ante sí misma ni ante los demás.

Cada persona tiene su contexto, razones y circunstancias. El problema surge cuando intentamos hacer elecciones «más saludables» y terminamos eligiendo

> productos que solo parecen serlo por su etiqueta, pero en realidad no lo son.
>
> Si realmente te interesa el valor nutricional, en lugar de fijarte en los reclamos de marketing, **aprende a leer la lista de ingredientes**. Por supuesto, con la intención correcta: **informarte para tomar decisiones que te hagan sentir bien, no para obsesionarte**.
>
> **Si leer etiquetas te genera más ansiedad que claridad, primero trabaja en tu relación con la comida.** De nada sirve cambiar el miedo a engordar por el miedo a «ser saludable».

Está en las consultas médicas:

- En la consulta del médico que se empeña en pesar al paciente, sin interesarse por hábitos como el nivel de actividad física, el estado de la salud emocional o el entorno (como la exposición a tóxicos ambientales, por ejemplo).
- En diagnósticos que se basan únicamente en el índice de masa corporal (IMC), un indicador obsoleto y completamente incompleto que no considera aspectos fundamentales de la salud.
- En las consultas donde se recetan medicamentos para adelgazar sin realizar un análisis exhaustivo que vaya más allá de los exámenes básicos de sangre. Por ejemplo: evaluar la microbiota, la presencia de metales pesados como parásitos, hongos, y otros factores que podrían estar

influyendo en el bienestar de la persona. La verdadera salud no puede ser reducida a un número en la báscula o una fórmula simplista, es mucho más compleja.
- En la industria de los suplementos alimenticios, con productos que prometen «quemar grasa» o «acelerar el metabolismo».

Está en la crianza y la educación:

- En los premios en forma de dulces a los niños cuando se portan bien o en amenazar con quitarles el postre si no hacen los deberes. (Y no estoy juzgando, a mí también me lo hicieron, y probablemente yo misma sienta la inclinación de hacerlo en algún momento como madre; solo expongo).
- En el contradictorio mensaje de premiar con alimentos prohibidos el buen comportamiento, pero luego castigar cuando se consumen fuera de ese contexto. (De hecho, esta es una de las primeras formas en que nos adentramos en la cultura de las dietas, lo que explica por qué terminamos tan confundidas. Nos enseñan a desear lo que no deberíamos querer y a sentir culpa por disfrutarlo, sentando las bases de una relación tensa con la comida).

Está en el entorno social y cultural:

- En la publicidad, que a menudo asocia la felicidad con cuerpos delgados y tonificados, como si fuera la única forma de bienestar.

- En las *influencers* que comparten «lo que como en un día» mostrando sus vientres planos, promoviendo la falsa idea de que si todas comiéramos lo mismo e hiciéramos el mismo ejercicio, tendríamos el mismo cuerpo (*spoiler*: no es así). También en los que promocionan tés detox, pastillas para adelgazar o «programas milagrosos» para cambiar tu cuerpo rápidamente.
- En las campañas de moda que solo incluyen modelos con los mismos estereotipos de cuerpos, ignorando la diversidad corporal.
- En gimnasios que promueven mentalidades como «no pain, no gain» («sin dolor no hay recompensa») o «si no sudas, no cuenta», perpetuando la idea de que el ejercicio debe ser un castigo para el cuerpo, en lugar de inspirar a entrenar porque te quieres y te cuidas, no porque odias tu cuerpo.
- En el bombardeo constante de programas, aplicaciones y planes para perder peso que saturan los medios, especialmente antes del verano o después de las fiestas navideñas, como si tu valor dependiera de «compensar» los excesos o prepararte para una temporada específica.
- En la presión de «recuperar» tu cuerpo premamá después de la cuarentena.

Y, sobre todo, está arraigada en nuestras mentes y creencias:

- En sentir culpa por no ir a entrenar a pesar de estar enferma o lidiar con una lesión, ignorando las señales de tu cuerpo, que pide descanso.
- En fumar o vapear para evitar comer más, dañando tu

salud física y emocional en nombre del control alimentario.
- En pensar que eres «lo peor» por disfrutar de palomitas en el cine, como si tu elección alimentaria definiera tu valor.
- En premiarte por entrar en una talla específica de pantalón, reforzando la creencia de que el número en la etiqueta mide tu éxito o valía personal.
- La cultura de las dietas está en intentar meterte en unos pantalones que claramente son demasiado pequeños, solo porque no puedes aceptar usar una talla más grande que te quedaría cómoda. Creer que *tú* tienes que encajar en los *jeans*, en lugar de que los *jeans* encajen *contigo*.
- En la necesidad de demostrarte a ti misma (o al resto del mundo) que «recuperaste tu figura» en tiempo récord después de dar a luz, entrando en tu vaquero prebebé.
- En tirar comida «trampa» a la basura y mojarla con agua o detergente para asegurarte de no comerla, perpetuando una relación de miedo y castigo con los alimentos.
- En compararte con otras mujeres en una habitación, sintiendo alivio si eres la más delgada o decepción si no, alimentando inseguridades innecesarias.
- En esos juramentos de no volver a comer azúcar, estableciendo reglas extremas que son insostenibles y aumentan el estrés en torno a la comida.

Si te sentiste identificada (o incluso ofendida) al leer alguno de estos ejemplos, simplemente tómalo como una oportunidad de reflexión, nada más. Al fin y al cabo, ¿de dónde crees que saqué la mitad de ellos? Exacto, de mi propia experiencia. Quizá muchos están asociados con una versión antigua de mí, pero, sin duda, algunos todavía podrían resonar con mi versión actual. Esto es un proceso, y no estamos solas en él.

Reflexionar sobre el impacto de la cultura de las dietas nos ayuda a decidir conscientemente qué lugar queremos darle en nuestras vidas y, lo más importante, a recuperar la libertad de elegir cómo nos queremos sentir, cómo decidimos cuidarnos y así determinar la calidad de nuestra vida.

Es la intención lo que cuenta.

Cuidado, no debemos confundir la cultura de las dietas con las decisiones individuales de alguien que simplemente busca eliminar de su vida aquello que le hace sentir mal o no le sienta bien. Se entiende que lo puede hacer de forma natural sin forzarlo ni generar más ansia. Por ejemplo, reducir el consumo de procesados o evitar alimentos específicos que generan incomodidad física o emocional no tiene por qué significar que esa persona esté atrapada en la cultura de las dietas.

La clave está en la intención detrás de estas decisiones. Si alguien hace estos cambios desde un lugar de respeto por su cuerpo, con el objetivo de sentirse mejor, o simplemente porque ha identificado lo que le funciona, eso no tiene nada que ver con la cultura de las dietas, que como hemos dicho se basa en reglas externas, presión social y la búsqueda de cumplir estándares que priorizan la apariencia sobre la salud integral. Es importante distinguir entre tomar decisiones conscientes y alineadas con tus deseos y necesidades personales y actuar desde un lugar de culpa, miedo o presión. **La primera es una forma de autocuidado,** mientras que la segunda perpetúa las dinámicas negativas de la cultura de las dietas. Escuchar a tu cuerpo y buscar lo que te hace sentir bien es totalmente válido y, de hecho, es la idea detrás de estar en paz con la comida.

3. Alimentación intuitiva

Pardon my french but... (perdón por la comparación), pero imagina que, de repente, sientes ganas de hacer pipí y tu primer pensamiento es: «¿Otra vez? Pero si he ido al baño hace dos horas. Me niego. No pienso volver al baño hasta mañana por la mañana. Es más, tal vez incluso espere hasta después de comer». Absurdo, ¿no? Evidentemente, si sientes ganas, lo normal, esperado y sano es ir al cuarto de baño sin juzgarte y seguir con tu día, ¿verdad? Claro.

Ese sentimiento físico de hacer pipí no lo cuestionamos; es una sensación clara y evidente. No nos cuesta notarlo. La capacidad de sentir la necesidad de ir al cuarto de baño es la misma que tenemos para notar si el corazón se acelera por el pánico, el estómago se revuelve de nervios o un rubor se enciende en las mejillas al pasar vergüenza, como nos explica Evelyn Tribole y Elyse Resch.

Esa habilidad de notar las sensaciones internas de nuestro cuerpo se llama *conciencia interoceptiva*. Es la capacidad de percibir lo que ocurre dentro de ti, como el hambre (un vacío en el estómago) o la saciedad (la sensación de pesadez, como si tuvieras una bola de boliche en el estómago).

Sin embargo, después de años de dietas y restricciones, nos hemos vuelto expertas en ignorar estas señales. Nos hemos entrenado para silenciarlas con pensamientos como «no es hora de comer» para engañarlas con bebidas *light* o alimentos bajos en calorías, o incluso para evitarlas mascando chicle, bebiendo agua o fumando.

La conciencia interoceptiva es lo que te permite reconectar con tus señales internas y confiar nuevamente en tu cuerpo para tomar decisiones alimenticias. Es el fundamento de la alimentación intuitiva, un enfoque que te invita a depender de factores internos (como el hambre, la saciedad, la satisfacción y tus emociones) en lugar de factores externos como las reglas y restricciones.

La alimentación intuitiva es regresar al estado natural en el que naciste, antes de que los mensajes, creencias y presiones de la cultura de las dietas se infiltraran en tu vida. Este proceso no es algo novedoso; en realidad, se trata de reconectar con una habilidad que siempre ha estado ahí, pero que las reglas externas, las expectativas y las normas sociales han ido silenciando con el tiempo.

Todos nacemos siendo comedores intuitivos. Los bebés lloran cuando tienen hambre y se detienen cuando están satisfechos. No tienen conflictos internos sobre si la leche es entera o desnatada, ni les preocupa que sus estómagos sobresalgan de su bodi. Comen lo que necesitan, disfrutan lo que les gusta y rechazan lo que no.

(Salvo, claro, mi hija, que parece tener un apetito infinito e insaciable. ¡Ah, la ironía!).

La alimentación intuitiva no va de aprender algo nuevo, sino de deshacerte de todo lo que te enseñaron a ignorar y reconectar con esa sabiduría interna que, aunque olvidada o reprimida, sigue ahí. Es el camino de vuelta a escucharte a ti misma, sin el ruido de las dietas ni las expectativas externas.

Un enfoque para reconectar con tu cuerpo

La alimentación intuitiva es un enfoque antidieta, lo que no significa que vaya en contra de la pérdida de peso. Sin embargo, pone la meta de perder peso en segundo plano por una razón clave: para romper con el ciclo de atracón, culpa y restricción que tantas veces hemos experimentado. Para que no te estanques ni obsesiones con la báscula y puedas trabajar en la raíz del problema: tus creencias y tu comportamiento con la comida.

Como su nombre indica, la alimentación intuitiva se basa en reconectar con tu sabiduría interna. Su principal objetivo es ayudarte a recuperar la capacidad de reconocer y responder a las señales internas de tu cuerpo, como el hambre, la saciedad y la satisfacción.

Este enfoque busca restablecer la conexión con tu cuerpo para darle lo que realmente necesita desde un lugar de cuidado, respeto y confianza. No se trata solo de cambiar cómo comes, sino también cómo piensas y sientes en torno a la comida. Es aprender a:

- Hacer las paces con los alimentos, dejando atrás etiquetas como «prohibidos» o «malos».
- Recuperar el control desde dentro, en lugar de depender de reglas externas que solo generan frustración.
- Dejar de sentirte fuera de control o irresistiblemente atraída por alimentos que antes restringías.

La alimentación intuitiva es, en esencia, un proceso para volver a confiar en ti misma y en lo que comes, priorizando tu bienestar integral. Es reconectar con tu cuerpo desde un lugar de respeto y autenticidad, liberándote del ruido y las imposiciones de la cultura de las dietas.

A través de la alimentación intuitiva, aprendes que el autocuidado no se limita a baños de burbujas o sesiones de manicura (aunque esto también puede formar parte), sino que es la base de tu bienestar integral. Este enfoque te ayuda a enfrentar tus emociones sin recurrir a la comida como única solución y a transformar la mentalidad de prohibición en una de permiso.

Cuando logras este cambio, llegas a un punto en el que tu cuerpo, de manera natural, empieza a pedirte los alimentos que realmente te sientan bien y te aportan energía. Esto implica dejar atrás la idea de los alimentos «prohibidos» y permitirte disfrutar de la comida sin culpa ni ansiedad, algo que, aunque parece simple, es profundamente liberador.

Ahora bien, es importante aclarar un concepto erróneo común. Muchas de mis clientas —y yo misma al principio— creen que la alimentación intuitiva es una excusa para comer lo que quieras, cuando quieras, sin restricciones ni límites. Aunque es cierto que, a largo plazo, este enfoque elimina las reglas externas, comer sin reglas no significa comer sin orden, estructura o preferencias.

Si quieres obtener una comprensión más completa de lo que realmente significa la alimentación intuitiva, te recomiendo el libro *Alimentación intuitiva. El retorno a los hábitos alimentarios naturales*, de Evelyn Tribole y Elyse Resch. Son las creadoras de este movimiento revolucionario que ha ayudado a cientos de miles de personas a cambiar por completo su relación con la comida, encontrando paz y orden tanto en su alimentación como en su cuerpo. En mi opinión, este libro es el recurso más valioso para comenzar tu camino hacia una relación más saludable con la comida. No recibo ninguna compensación por esta recomendación (¡aunque, a estas alturas, quizá debería!). Lo recomiendo porque creo firmemente en su capacidad para transformar tu perspectiva y, en última instancia, tu vida. De hecho, gran parte de la filosofía de mi curso online está basada en los principios de este método.

Aprender a comer de manera intuitiva es descubrir que puedes quitarte esa nube o burbuja que te ha acompañado durante toda tu vida. Esa que te hace creer que tu cuerpo no es lo bastante bueno, que no estás haciendo lo suficiente, que deberías o no deberías hacer algo, que una vez más no cumpliste con tus propias expectativas ni con los estándares de belleza de una sociedad en la que constantemente compites por ser mejor que las demás o por tener el mejor cuerpo. Esa voz que insiste en que tu cuerpo no es lo suficientemente delgado, definido, fuerte o «en forma», que no has perdido suficiente grasa o que simplemente no estás logrando lo que «deberías». Y junto con eso, que desaparezca esa constante necesidad de estar a dieta, restringiéndote o demostrando al mundo que vives de manera «sana» o te esfuerzas por comer *menos* o *mejor*. Que no necesitas comenzar otra dieta restrictiva, otro plan o una «nueva forma de vida» nunca más.

Imagina, por un momento, no tener que preocuparte constantemente por tu peso, tu cuerpo, lo que comes o cómo comes. Solo un segundo. ¿Cómo cambiaría eso la calidad de tu vida? ¿De tu día a día? Si no tuvieras esa presión constante, si el peso no entrara en la ecuación, **¿qué harías ese día?**, ¿qué te dirías?, ¿qué elegirías comer?, ¿cómo te vestirías?, ¿cómo te moverías?

Imagina planificar tu boda sin tener que invertir toda tu energía en «cerrar el pico» hasta el gran día. Imagina disfrutar no solo de tu propia tarta de cumpleaños (porque, como sabemos, ese día las calorías no cuentan), sino también de las tartas de los demás sin esa culpa persistente. Imagina no tener que planear meticulosamente cómo reducir tu cuerpo dos semanas antes de unas vacaciones en la playa ni *googlear* «cómo perder cinco kilos en una semana». Imagina no sentir que necesitas ponerte a dieta antes de la reunión de exalumnos de la universidad, por miedo a que los demás vean que has ganado peso o que has podido *envejecer* peor que las otras. (Pequeño y amable recordatorio: no tienes el cuerpo que tenías a los dieciocho años porque ya no tienes dieciocho años).

Voy a contarte cómo viví yo el día en que me di cuenta de que no necesitaba comenzar otra dieta y de que, en lugar de eso, podía simplemente reubicarme cuando me sentía desconectada o fuera de mi camino. En vez de eliminar todo el azúcar o tirar cualquier cosa que contuviera carbohidratos de mi despensa, comprendí que podía seguir permitiéndomelos, pero con una intención más consciente: escuchar lo que realmente me pedía el cuerpo.

Sorpresa: cuando escuchas, oyes. Solo necesitas practicarlo. ¿Y sabes qué? Lo más probable es que después de un fin de semana comiendo en exceso o de una temporada fuera de tu rutina, tu cuerpo comience a pedirte alimentos más nutritivos, algo real, algo que lo haga sentir bien.

Ese día, entendí que la herramienta más valiosa y útil para comer con orden y equilibrio está en mí misma, en mis señales internas, entre otras cosas. Saber que lo único que necesitaba era perfeccionar mi habilidad para escuchar a mi cuerpo me dio una sensación de poder y alivio. Fue completamente diferente a la frustración y represión que sentía cuando intentaba seguir reglas autoimpuestas con las que nunca lograba mantenerme consistentemente. (Lo difícil es recordar que tienes ese poder, ¡y ponerlo en práctica!, pero para eso tienes este libro).

El día en que me di cuenta de eso fue el día en que considero que aprendí por fin a comer de forma intuitiva (aunque sigo aprendiendo y evolucionando) y que encontré ese *food freedom* del que te estuve hablando hace unas páginas. Fue el día en que entendí que no se trata de comer perfectamente, sino de estar en paz con comer de manera imperfecta.

La gracia de la alimentación intuitiva es que no es algo que decides y aplicas al día siguiente. Es un proceso compuesto por una serie de pasos que te lleva al resultado de comer de manera intuitiva. No sucede de la noche a la mañana.

Evelyn Tribole y Elyse Resch explican que aprender a comer de forma intuitiva es muy parecido a escribir tu nombre con tu mano no dominante. Con tu mano dominante, escribir se siente fluido, natural, fácil, casi obvio. Sin embargo, al intentarlo con la otra todo cambia: se nota torpe, incómodo, raro, poco familiar, algo ridículo, incluso frustrante, porque parece que no puedes perfeccionar algo que debería ser tan simple.

Ellas explican que nuestro cerebro utiliza la misma capacidad y conocimiento para escribir con ambas manos. Sin embargo, el resultado es significativamente diferente, y la diferencia radica en una sola cosa: la práctica.

De la misma manera, aprender a comer de forma intuitiva puede resultar incómodo y extraño al principio. No es fluido ni automático, como si necesitaras poner más esfuerzo y analizar más de lo que normalmente harías. Pero, como con cualquier habilidad, serán la práctica y la experiencia las que transformarán esa incomodidad inicial en algo natural y familiar.

Es un camino que requiere tiempo, paciencia y disposición para experimentar. Pero vale la pena.

El desafío de la alimentación intuitiva

Como todo lo que realmente vale la pena, puede ser un desafío. El de enfrentarte a tu relación con la comida, desaprender años de creencias y comportamientos impulsados por la cultura de las dietas, ya sea de manera consciente o inconsciente. Pero también es un desafío seguir donde estás y donde has estado todos estos años: comenzando dieta tras dieta, enfrentándote a la montaña rusa de la restricción, la culpa y el atracón. La diferencia es que con la alimentación intuitiva aprendes a salir del círculo vicioso y consigues resultados a largo plazo, mientras que con las dietas y restricciones los resultados, si llegan, suelen ser temporales y de corto plazo.

Hay un dicho en inglés que dice «the only way out is the way through», es decir, «la única salida es a través de». En la alimentación, esto significa que cambiar de mentalidad puede parecerte un esfuerzo, pero piensa si seguir en tu inercia actual te resulta de verdad agradable y fácil.

Por qué merece la pena salir de tu zona de confort

- Rechazar la idea de hacer dieta puede ser incómodo, pero seguir dependiendo de las dietas también lo es.
- Aprender a respetar cada vez más tus señales de hambre es incómodo al principio, pero ignorar constantemente esas señales y comer de más crónicamente también lo es.
- Elegir no comer alimentos que sabes que te hacen sentir mal puede ser incómodo en el momento, pero come los repetidamente y lidiar con las consecuencias también lo es.

- Silenciar esa voz interna negativa que critica y juzga puede ser incómodo, pero vivir hablándote mal constantemente lo es aún más.
- Poner límites y priorizar tu bienestar puede ser incómodo al principio, pero sentir que siempre estás dejando tus necesidades de lado también lo es.
- Tomar acciones para cambiar hábitos o comportamientos que no te benefician es incómodo, pero no tomar acción y quedarte atrapada en el mismo lugar lo es aún más.
- Escuchar tus emociones y procesarlas sin recurrir a la comida puede ser incómodo, pero usar la comida para tapar tus sentimientos y seguir sin enfrentarlos también lo es.
- Dejar de lado las reglas externas (por ejemplo, «nada de carbohidratos después del desayuno») y confiar en ti misma puede ser incómodo al principio, pero seguir dependiendo de dietas y reglas que te desconectan de tu cuerpo lo es aún más.
- Hacer las paces con los alimentos y permitirte disfrutar sin culpa puede ser incómodo porque desafía lo que aprendiste, pero seguir sintiendo culpa y ansiedad cada vez que comes algo «prohibido» también lo es.

La pregunta no es si habrá incomodidad, sino qué tipo de incomodidad estás dispuesta a enfrentar para crear la vida que mereces.

Las 10 pautas de la alimentación intuitiva a través de los ojos de una EAT girl

«Isa, he intentado varias veces hacer las paces con la comida. Me permití todos mis alimentos prohibidos durante unos días, pero no me funcionó. Mi cuerpo solo me pedía cosas "malas", y me las comí en grandes cantidades».

Este no solo fue mi argumento en el pasado, sino también el de muchas de mis clientas e incluso personas de mi comunidad con las que no he trabajado directamente.

Recuerdo que cuando visitaba a mi familia francesa e intentaba explicarles de la forma más simple en qué consiste mi trabajo, la respuesta inmediata era: «¡Uf! Si yo comiese lo que me pide el cuerpo, solo comería porquerías. Yo necesito disciplina y restricciones».

Cuando me acuerdo sonrío, cierro los ojos y asiento con la cabeza. Lo entiendo. Yo también pensaba así... al principio.

Es totalmente normal reaccionar de esa manera al inicio. Y, de hecho, es lo que sucede: cuando empieces a permitirte comer de todo, tu cuerpo probablemente te pedirá, en grandes cantidades, todo lo que le has restringido en el pasado. Puede ser más de lo que te permitiste antes, más de lo que aprobarías en el presente o incluso más de lo que comerías de manera natural en el futuro.

Esto sucede porque tu cuerpo y tu mente necesitan estar seguros de que este permiso es real, que no está ante otro *cheat meal*, *cheat day* o *cheat week* («comida trampa», «día trampa» o «semana trampa») y que no terminará con una nueva restricción a la vuelta de la esquina.

Es un proceso, y esa reacción inicial no significa que algo vaya mal. Simplemente, tu cuerpo está ajustándose a un nuevo enfoque, tratando de confiar en que la comida ya no será algo condicionado o limitado.

De hecho, hacer las paces con la comida y aprender a dejar de restringir alimentos es uno de los primeros pasos. Y hay otros nueve.

Muchas personas proclaman haberlo intentado y que no les funcionó, y esto tiene sentido si te quedas solo en uno de esos primeros pasos. Es necesario integrar los diez principios en su conjunto, no aplicarlos de forma aleatoria, ni elegir uno sin tener en cuenta los otros. Además, es fundamental darte *tiempo* para probar, ajustar y construir cada principio sobre el anterior.

Piensa en los principios como capas de una cebolla. Cada capa envuelve y complementa la siguiente, y es la cebolla entera la que representa la alimentación intuitiva, no solo algunas capas. Todos los principios trabajan juntos como un sistema, y cada capa es como desbloquear un nivel más profundo de comprensión.

Cuando empiezas a entender los mecanismos detrás de tus pensamientos y comportamientos, estás a mitad del camino. Pero para llegar al punto de confiar plenamente en tu cuerpo, necesitas abrazar todo el proceso con paciencia y disposición para experimentar. Es un enfoque integral que, aunque desafiante, ofrece resultados duraderos y transformadores.

Aquí van las famosas diez pautas y un breve resumen de cómo las interpreto yo, para darte una imagen más clara y ayudarte a entenderlo desde otra perspectiva.

1. «Rechazar la mentalidad de las dietas»

Empieza por reflexionar sobre tu historial con las dietas y cómo te han afectado. Toma la decisión de romper con ciertos comportamientos, creencias y acciones relacionados con la mentalidad de dieta. Un primer paso puede ser deshacerte de herramientas como aplicaciones de dietas o conteo de calorías, que refuerzan ese control externo. Toma conciencia de todo lo que interfiere con tu capacidad de escuchar lo que te comunica el cuerpo —aunque lo que estoy diciendo es un poco prematuro, porque lo de escuchar tu cuerpo es algo que se da más adelante—, por ejemplo, dándote cuenta de qué perfiles sigues en Instagram, qué revistas lees, qué aplicaciones usas, qué tipo de conversaciones tienes con tu familia y amigas..., y cuánto te pesa todo ello en tu día a día y en tus decisiones respecto a la comida.

Cuando revises tu historial de dietas, entenderás por qué no funcionan y que son más perjudiciales a largo plazo que beneficiosas. Toma conciencia de cuántas dietas has hecho, y de cuántas veces has perdido peso y lo has retomado. A menudo más de lo que habías perdido, pues el metabolismo se ha adaptado al entorno al que lo has sometido y cada vez es más difícil perder peso y no engordar.

En resumen: rechaza la mentalidad de dieta, toma la decisión de decir «se acabó, yo no voy a empezar más dietas». Simplemente decide no empezar otra dieta más.

2. «Honrar tu hambre»

Consiste en reconocer que hay muchos factores que pueden interferir con tu capacidad de estar presente y escuchar las señales que tu cuerpo te envía sobre el hambre. Se trata de reconectar con esas señales y aprender a respetarlas, confiando en que tu cuerpo sabe lo que necesita.

Muchas veces vivimos en automático. Sufrimos una vida caótica sin tiempo para pausar y reconectar con nuestro cuerpo. Nos basamos en factores externos: por ejemplo, cómo está comiendo una persona que ha adelgazado, qué está haciendo una *influencer*, cuáles son las reglas que hay que seguir para adelgazar, cuáles son las últimas dietas de tendencia, pastillas, zumos, etc. Estos factores nos desconectan de nuestra capacidad de notar lo que realmente necesitan el cuerpo y la mente a nivel físico y emocional. Muchas veces, tus niveles de hambre están totalmente nublados por años de haber estado a dieta, de modo que la idea es volver a establecer esa capacidad de identificar lo que te comunica el cuerpo. No te despiertas un día y dices «hoy voy a comer intuitivamente» y ya sabes escuchar tu cuerpo. Obviamente, hay una serie de ajustes necesarios para estar más presente y consciente, lo que te permitirá percibir mejor tus señales de hambre, saber cuándo comer y cuándo sería más recomendable parar. Todo esto sin caer en una mentalidad rígida de «solo puedo comer si tengo hambre y debo parar en el momento exacto en que desaparezca».

3. «Hacer las paces con la comida»

Se trata de dejar de etiquetar alimentos como prohibidos para no darles tanta importancia y así no desearlos, y que se conviertan en una opción más. Este es un paso crucial para dejar de sentirte fuera de control con la comida, y consiste en afrontar y permitirte reintroducir tus alimentos prohibidos a tu propio ritmo, uno por uno, para que poco a poco tengan el mismo efecto (emocional) que cualquier otro alimento. Debes «habituarte» a lo que antes veías como tabú. Normalizarlo para que no te genere la sensación de «ahora o nunca», «todo o nada», cuando lo tengas delante. Por mucho que te entre el miedo de que «puede que funcione para los demás, pero yo no podría, mi cuerpo solo me pediría lo malo», eso es solo una fase, no es permanente, y mientras más lo resistas más tiempo va a durar. Aprendes que cualquier alimento pueda formar parte de una relación sana con la comida. Que no es ni blanco ni negro, sino que hay una zona gris en la nutrición, en lo que respecta a tu cuerpo, al deporte y la salud, que no es binaria, sino con muchos matices que dependen del historial de las personas, de sus objetivos, sus preferencias, su estilo de vida. Es la idea de hacer las paces con los alimentos que tú consideras prohibidos —el chocolate, las pizzas—, y también con aquellos que temes que si comes en demasiada cantidad también engordarás, como un plátano, arroz o unas almendras. Aprende a darte permiso a comer de todo, pues comer todos los alimentos no significa que tengas que comértelos todos los días, a todas horas y en todo momento. No tienes que ganarte nada, no tienes que compensar nada, mereces comer porque sí, debes respetar tu apetito para darle la energía que necesita para que tu cuerpo y mente funcionen óptimamente.

Surgirán muchas dudas y miedos en esta etapa. Es totalmente normal, es parte del proceso.

4. «Desafiar la policía alimentaria»
Identifica cuáles son tus creencias sobre cómo deberías comer y de dónde provienen. Esa voz interna que te dice qué comer, cuánto, por qué no deberías hacerlo y que, además, te juzga y te hace sentir culpable. Aprende a gestionarla, a reducir su impacto y a no dejar que dirija tus decisiones, porque vivimos

en una sociedad obsesionada con las dietas, donde adelgazar parece el mayor logro. No se trata de luchar contra esa voz, sino de desmontarla desde la raíz para que deje de controlarte.

5. «Descubrir el factor de satisfacción»

La satisfacción es el pilar de la alimentación intuitiva: te permite sentirte plena y dejar de buscar algo más para llenar un vacío, como esa sensación de «necesito algo dulce después de comer». La saciedad es clave para indicarte cuándo es momento de dejar de comer, pero la satisfacción tiene un poder aún mayor. Es la que te ayuda a reconocer que puedes parar sin ansiedad, porque nada está prohibido y siempre podrás volver a disfrutar de ese alimento delicioso más adelante, sin las reglas absurdas que antes te limitaban.

Comes para sentirte bien, para nutrirte y para disfrutar del placer de la comida, tres factores que hacen que la experiencia sea realmente satisfactoria. En cambio, comer hasta explotar o tragarte algo que no te gusta solo porque *supuestamente* es más sano (o, peor aún, porque crees que «engorda menos») es todo menos satisfactorio. Y hasta que no te sientas satisfecha de verdad, ten claro que tu cuerpo seguirá pidiéndote más, porque su necesidad no es solo física, sino también sensorial y emocional.

6. «Percibir la sensación de saciedad»

Es difícil respetar las señales de hambre cuando vives con restricciones. Comer deja de ser un acto intuitivo y se convierte en un «aprovecha mientras puedas» cada vez que es *hora de comer* o te das permiso.

Por eso, aprender a escuchar tu nivel de saciedad antes de

que sea demasiado tarde es clave. Date permiso para servirte otra porción si aún tienes hambre o para dejar comida en el plato si ya te sientes cómodamente llena. Más que nada, se trata de salir del piloto automático y reconectar con lo que tu cuerpo realmente necesita.

Pregúntate: ¿sientes la necesidad de acabar tu plato por costumbre, porque te enseñaron que «no se deja comida», o porque realmente estás respetando tu apetito? ¿Cómo sabe el primer bocado comparado con el último? ¿Sigues tan interesada en la comida como cuando comenzaste a comer?

Si prestas atención y reduces las distracciones, hay pistas y herramientas que te ayudarán a reconocer tu saciedad de una forma que se sienta más natural y satisfactoria. Trata de volver a confiar en que tu cuerpo es lo suficientemente sabio para darte la información que necesitas, en lugar de depender de reglas externas que solo generan desconexión.

7. «Aprender a gestionar tus emociones sin comida»

La alimentación emocional a menudo se confunde con una simple reacción natural a la privación, tanto física como mental, especialmente cuando la emoción misma es el resultado de no haber comido suficiente. En la obsesión por alcanzar un ideal de bienestar que nunca parece suficiente, olvidamos que la comida es mucho más que nutrición. No se trata solo de calorías, macronutrientes o incluso de «medicina». Claro que puede cumplir esa función, pero reducirla únicamente a eso nos lleva a creer que *salirse* de la alimentación «correcta» equivale a *hacerse daño*, cuando en realidad la verdadera salud también incluye flexibilidad, disfrute y conexión.

La comida también es alivio, reconfort, apoyo, comodidad,

y consuelo. Y así como no debería verse solo como «nutrición o medicina», tampoco debería ser nuestra única herramienta para lidiar con las emociones. Ahí es donde radica el problema. Comer para aliviarte o distraerte de vez en cuando es normal, pero cuando se convierte en un escape automático para no afrontar lo que sientes, se vuelve una señal de alerta.

Si la comida es tu única herramienta para lidiar con sentimientos, situaciones o emociones incómodas, es momento de identificar qué emoción está detrás de ese impulso, por qué surge y qué otras opciones puedes explorar para gestionarlo.

En lugar de castigarte por recurrir a la comida en momentos de estrés o vulnerabilidad, amplía tus herramientas de autocuidado. No se trata de prohibirte encontrar alivio en la comida, sino de asegurarte de que cuentas con más recursos para gestionar lo que sientes de manera efectiva. La clave es que la comida sea una opción consciente y con intención, no tu única salida.

8. «Respetar el cuerpo»

Puedes respetar tu cuerpo incluso si aún no lo aceptas por completo. Eso significa atender sus necesidades básicas: alimentarlo, darle el descanso que necesita, salir a ver la luz del sol, moverte y dedicarte tiempo. De eso se trata el verdadero cuidado.

Debes entender que tu valor no depende de los kilos que has perdido, de lo que comes o de si crees que lo has hecho «bien» o «mal». No eres valiosa por tu peso, tu apariencia, tu éxito o tu carrera. Eres valiosa simplemente por existir. Como bien dice el libro citado: «No puedes estar en paz con la comida si estás en guerra con tu cuerpo». Y lo mismo funciona al revés: no puedes estar en paz con tu cuerpo si tu relación con la comida está llena de culpa, miedo y restricciones.

En el fondo, la raíz de todo esto es el miedo a engordar. Pero la imagen corporal negativa no tiene tanto que ver con tu cuerpo físico como con tu mentalidad, tu percepción y tus emociones. Y aquí viene la buena noticia: una mala imagen corporal no se soluciona perdiendo peso o moldeando tu cuerpo. De hecho, muchas veces ese deseo es lo que la refuerza y perpetúa. La verdadera transformación ocurre cuando cambias tu mentalidad y tu actitud frente a tu realidad. Lo que no significa conformarte ni rendirte, sino afrontar tus metas realistas con intención, eficiencia e ilusión. El camino puede ser el mismo, pero tu actitud y enfoque son los que definen la experiencia y el resultado.

9. «El movimiento: sentir la diferencia»

Enfócate en cómo quieres sentirte, no en cuántas calorías necesitas quemar. Encuentra una forma de moverte que realmente disfrutes y que se adapte a lo que necesitas en cada momento: energía, calma o simplemente diversión. Cuando haces del movimiento un aliado y no una obligación, mantener la motivación se vuelve mucho más fácil.

Cambiar tu mentalidad hacia el ejercicio es fundamental. Sal de la trampa del *todo o nada*, esa idea de «o estoy a dieta y hago ejercicio» o «no hago deporte y es mi excusa perfecta para comer "mal"». Entrena para sentirte bien, para cuidar tu cuerpo, ganar energía y fortalecerlo, en lugar de hacerlo para quemar calorías o compensar lo que comiste. Cuando cambias este enfoque, el ejercicio deja de ser un castigo y se convierte en una parte imprescindible pero natural y positiva de tu día a día, parte de tu identidad y de cómo eliges cuidarte.

Aprender a escuchar tu cuerpo también implica darle

descanso cuando lo necesita. Deja atrás las creencias rígidas como «si no sudo, no cuenta» o «si no hago 10.000 pasos, no sirve». Al igual que con la comida, existe un equilibrio. Algunos días requerirás moverte con intensidad, mientras que otros, un paseo tranquilo o un día de descanso será más beneficioso.

El objetivo no es ser perfecta, sino ser constante y sincera contigo misma. Mueve tu cuerpo porque puedes, no porque sientes que debes. Hazlo porque te quieres, no porque odias tu cuerpo. Cuando enfocas el movimiento desde el respeto y el cuidado propio, no desde la culpa, tu relación con el ejercicio cambia por completo. Y cuando disfrutas de lo que haces, es mucho más fácil mantenerlo a largo plazo.

10. «Honrar la salud con una nutrición moderada»

La nutrición se deja para el final para evitar que se convierta en otra dieta disfrazada o en un estilo de vida rígido que pase por alto las múltiples facetas de tu relación con la comida. La idea no es obsesionarse con comer «perfectamente», sino hacerlo con flexibilidad y de forma práctica, encontrando una manera de nutrirte que funcione para ti. Se trata de comer para sentirte bien, no solo para verte bien. Elegir alimentos que te aporten energía, satisfacción y placer, sin culpas ni restricciones, y encontrar un equilibrio entre la variedad, el balance y el disfrute.

Cuando llegas a este punto, ya has trabajado en reconectar con tus señales de hambre y saciedad, en tu mentalidad frente a la comida, en identificar y desafiar las creencias dietéticas, y en manejar la alimentación emocional de una forma saludable. Es aquí donde la nutrición encaja como una pieza más del rompecabezas, no como la única prioridad. El objetivo es que la alimentación intuitiva sea sostenible y placentera, y que encuentres un lugar en el que la nutrición te apoye, no te controle.

Isa Healthy Life

Isa Healthy Life comenzó como mi perfil de Instagram, pero con el tiempo se transformó en mucho más: una comunidad vibrante donde comparto tips diarios a través de redes sociales y envío una *newsletter* semanal llena de contenido exclusivo para quienes están suscritas. Lo que empezó como un programa de *coaching* personal evolucionó a sesiones grupales, y ahora se ha convertido en una serie de cursos online diseñados para que puedas seguirlos a tu propio ritmo, adaptándose a tu vida y necesidades.

Para mí, Isa Healthy Life es mucho más que un espacio de aprendizaje. Es una filosofía, un enfoque *integral* (es decir, considerando **todas las áreas que influyen en la calidad de vida**, no solo la alimentación o el ejercicio. La salud no se reduce a un número en la balanza, a la cantidad de calorías que consumes o a cuántas veces entrenas a la semana. Es el resultado de un equilibrio entre cuerpo, mente y emociones que busca ir a la raíz de los problemas con la comida, ayudándote a encontrar paz y libertad en tu relación con ella. Aquí no se trata de cambios superficiales ni de soluciones temporales, sino de una transformación profunda que impacta en cómo te relacionas con la comida y, por extensión, contigo misma.

Isa Healthy Life es un enfoque que va mucho más allá de la alimentación. Sí, comer es importante, pero la verdadera transformación incluye aspectos esenciales como la calidad del sueño, la hidratación, tu relación con el deporte y tu cuerpo, las conexiones sociales y el entorno en el que vives. También aborda elementos más profundos y transformadores, como la autoaceptación, la motivación y la capacidad de tomar acción para vivir una vida plena y con propósito.

Isa Healthy Life entiende que el bienestar no es un concepto aislado, sino una sinergia constante entre nuestra vida personal, profesional y social. Cada decisión, desde lo que ponemos en nuestro plato hasta con quién compartimos nuestra vida, influye directamente en la calidad de nuestra existencia. Se trata de vivir con intención, cuidando no solo nuestro cuerpo, sino también nuestra mente, emociones y el entorno que nos rodea.

A través de este programa, que he tratado de sintetizar en este libro, trabajamos juntas para:

- **Identificar los patrones y mentalidades** que te mantienen atrapada en el ciclo de atracón, culpa y restricción.
- **Reconectar con tus señales de hambre y saciedad**, aprendiendo a escuchar y respetar lo que tu cuerpo realmente necesita.
- **Desmontar creencias *distorsionadas*** impuestas por la cultura de dietas, esas que influyen en tus elecciones y emociones en torno a la comida.
- **Implementar herramientas prácticas** de autocuidado y manejo emocional, para aprender a satisfacer tus necesidades sin recurrir a la comida en automático.
- **Fortalecer tu confianza en tus decisiones alimentarias**, para que puedas disfrutar de la comida sin culpa ni tampoco miedo.

- **Trabajar en tu relación con tu cuerpo** (imagen corporal), la confianza en ti misma independientemente de tu físico.
- **Desarrollar** una motivación duradera para hacer que el deporte sea un actor de autocuidado y no castigo.
- **Aprender los básicos de la nutrición** para hacer elecciones nutritivas porque quieres y no porque crees que deberías, aprender a nutrirte de manera que realmente te haga sentir bien y feliz.
- **Desarrollar hábitos sostenibles y placenteros** que hagan del viaje un proceso emocionante y no otro.
- **Aprender qué es el verdadero bienestar**, que depende tanto de lo que damos a nuestro cuerpo como de lo que alimenta nuestra mente y espíritu. Esto incluye el contenido que consumimos (redes sociales, prensa, noticias, películas, incluso libros), la forma en que nos hablamos a nosotras mismas, los pensamientos que cultivamos y las relaciones que construimos con las personas, con nuestro entorno y, lo más importante, con nosotras mismas.

Con Isa Healthy Life es posible dejar de darnos atracones, comer impulsivamente, sentir culpa y la necesidad de compensar después de cada comida, y todo eso sin perder el control ni temer engordar. Se trata de aprender a comer (y a vivir) de la manera que te sienta bien a ti, que va en línea con tus valores y estilo de vida, tus propias metas, tus circunstancias y tus deseos «con un margen de adaptación». Cada comida se convierte en una oportunidad para aprender y comprender por qué sucedió lo que sucedió, para que puedas abordar las razones detrás de tus elecciones y mejorar en el futuro.

Por mucho que no te salga a la primera, la idea es que cada

vez te afecte menos y tengas mejores herramientas para mejorar eso que quieras evolucionar.

Los básicos

Recuerda que, sin aplicar los básicos, no llegarás muy lejos. Pueden parecer muy evidentes, pero aun así los pasamos por alto y nos «preguntamos por qué» nos sentimos de determinada manera, o por qué no tenemos fuerza de voluntad... Verás pronto cómo no tiene nada que ver con la fuerza de voluntad.

Hay cinco elementos cuya presencia, ausencia o exceso van a determinar cómo nos encontramos y cómo nos sentimos. Y no a nivel subjetivo: si no tomas el control o, al menos, eres consciente de la presencia de estos básicos, es más fácil que todo se te haga cuesta arriba, incluso tu relación con la comida.

Básico 1. El sueño. Si no duermes bien, ten por seguro que la vida se sentirá más complicada, frustrante y desmotivante. Dormir suficientes horas de calidad es esencial para el buen funcionamiento de tu sistema interno.

El sueño interrumpido o insuficiente afecta directamente tu sistema nervioso y tu sistema endocrino (responsable de la regulación hormonal) generando un efecto dominó en procesos clave como el metabolismo, el estado de ánimo, la energía, la microbiota y digestión y más. Este desbalance impacta tu nivel de estrés, que también interfiere con tus señales de hambre y saciedad, lo que dificulta escuchar a tu cuerpo y tomar decisiones alimenticias efectivas y conscientes. Piensa en la última vez que dormiste mal. ¿Cómo afectó tu energía y estado de ánimo? Y ahora pregúntate: **¿cómo tu simple estado de ánimo influye en tus decisiones con la comida?** Exacto. Con eso te lo digo todo.

Básico 2. Comer suficiente. Cuando te falta sueño o no estás comiendo lo suficiente (ya sea por limitar calorías o eliminar grupos de alimentos como los carbohidratos), lo que realmente le falta a tu cuerpo es **energía**. La comida es la principal fuente de energía para el cuerpo, y cuando esta escasea, tu cuerpo, sabio como es, te enviará señales claras en forma de antojos o pensamientos constantes sobre comida.

Los carbohidratos son la fuente de energía más rápida porque se absorben al instante en el torrente sanguíneo, dándote ese famoso «subidón de azúcar». Pero, *spoiler alert*: lo que sube baja, y rápido. Ese subidón suele ir seguido de un bajón igual de intenso, lo que te deja en un ciclo de antojos constantes, también conocidos como *antojos incontrolables,* que no entienden de horarios ni de tu fuerza de voluntad.

Y cuando hablamos de comer suficiente, no estamos hablando de las 1.200 calorías que te recomendó tu *fitfluencer* favorita, porque, sorpresa: ¡eso es lo que necesita un niño pequeño! Y si además esos nutrientes vienen de fuentes bajas en calorías probablemente sean poco nutritivas y encima llenas de conservantes... Si tenemos un problema de cantidad ni hablemos de calidad. No puedes pretender tomar decisiones racionales y menos intuitivas si te falta gasolina en el tanque. Simplemente no arrancas de la misma manera.

Básico 3. La hidratación. No se trata solo de cuánta agua bebes, sino de que tus células realmente puedan absorberla de manera efectiva, y eso depende de un equilibrio adecuado de minerales en tu cuerpo. (Si me conoces sabes que no voy a ninguna parte sin mis electrolitos y minerales. Te recomiendo considerar añadir electrolitos de buena calidad, evitando aquellos cargados de colorantes y conservantes. O simplemente añadir una pizca de sal marina y un toque de limón a tu agua filtrada, ¡pero no antes de consultarlo con tu médico, por supuesto!).

Y ya que estamos…, el **culpable número uno** que no solo contribuye a la deshidratación, sino que también impacta negativamente la microbiota, el sistema nervioso, el sistema hormonal, el metabolismo y más, es el **alcohol**. Uno de los aspectos más ignorados pero en el que más deberíamos enfocarnos es evitar vivir con resaca, cosa que se ha normalizado. Pero ¿realmente nos sorprende sentirnos fuera de control con la comida o incapaces de escuchar nuestras señales de hambre cuando estamos operando desde un cuerpo desbalanceado tras haber bebido alcohol (o consumido cualquier otra sustancia alterante) en las últimas veinticuatro horas? De poco te sirve esforzarte en practicar *mindfulness*, comer sano o evitar alimentos procesados si al mismo tiempo sometes a tu cuerpo a hábitos destructivos los fines de semana.

No quiero ser la aguafiestas, pero… debes entender que el alcohol, incluso una sola copa de vino, impacta tu sistema a nivel celular (al fin y al cabo, no deja de ser una acumulación de tóxicos) y lo hace mucho más de lo que imaginas, por mucho que ni lo notes. Esto, por cierto, podría ser otra señal de desconexión con tu cuerpo. El consumo de alcohol (y, ni hablar, de otras sustancias) no solo afecta negativamente tu calidad de sueño, metabolismo y niveles de energía y un largo etcétera, sino que también contribuye rotundamente al estrés y la ansiedad. Y este estado, a su vez, perpetúa comportamientos compulsivos e irracionales con la comida (y, en general, en otras áreas de tu vida).

No te sorprendas si comes de forma impulsiva o si te cuesta sintonizar con tus señales de hambre y saciedad cuando no tienes estos tres básicos en orden. Es como intentar razonar con un borracho. Estás perdiendo el tiempo, y será poco efectivo. (Y si no, al menos, así tendrás un mejor entendimiento de por qué te cuesta tanto mejorar tu relación con la comida).

Básico 4. Mover tu cuerpo. Este es quizá el más evidente: **cualquiera se volvería loco encerrado en un cuarto 24/7.** No estamos diseñadas para la inmovilidad, al igual que no estamos hechas para vivir encerradas entre cuatro paredes todo el día. Nuestro cuerpo necesita, **aire fresco, luz natural** y **conexión con la naturaleza** tanto como necesita el movimiento. Encontrar formas de integrar esto en tu día a día es imprescindible, y omitir esto impacta tu estado de ánimo, y ya sabemos qué efecto dominó tiene eso en tus elecciones alimenticias.

Básico 5. El estrés. Y *last but not least*, por último: el básico más complejo ya que puede ser puntual o crónico.

No se trata de **paralizarnos** hasta que todo se solucione, sino de **ser conscientes del impacto que tiene en nuestra vida** y hacer lo posible por gestionarlo mejor.

El estrés es un círculo vicioso: si no duermes bien, comes poco, te deshidratas y encima arrastras una resaca, inevitablemente te sentirás más estresada. Pero si a eso le sumamos el ritmo de vida caótico que la mayoría llevamos —trabajo, hijos, matrimonio, vida social, quehaceres interminables— es casi imposible no vivir en modo acelerado.

Y eso no es todo. También estamos expuestas a una lista interminable de **toxinas ambientales** y alteraciones en nuestros ritmos internos, como la interrupción del **ciclo circadiano** debido a la sobreexposición a la luz artificial —en especial la luz azul del móvil, el ordenador y la tele— que desajusta el sueño y la producción de hormonas.

Para rematar, muchas de las prácticas que creemos «saludables», como saltarnos el desayuno o entrenar en ayunas con un chute de cafeína (solo un café en el estómago), no hacen sino estresar más las glándulas suprarrenales y disparar el nivel de cortisol y adrenalina, es decir, aumentar los niveles de estrés.

Pero en lugar de intentar arreglarlo todo de golpe, enfoquémonos en los tres primeros: dormir bien, comer suficiente y mantenerte bien hidratada. Sin estos tres pilares en orden, cualquier otro esfuerzo por mejorar tu relación con la comida se puede hacer más cuesta arriba, y es solo un parche temporal. Empieza por lo básico y verás cómo todo lo demás se alinea con mayor facilidad.

Tener en cuenta: no se trata de convertir esta información en pánico ni miedo, sino en herramientas para tomar mejores decisiones. La idea no es obsesionarte con cada detalle, sino usar este conocimiento para ajustar lo que puedas, cuando puedas, de una manera realista y sostenible. Concienciarte no debe ser una carga más, sino una guía para tomar el control con calma y claridad. Como lo haría una EAT girl.

5

No se te ocurra hacer las paces con la comida

Aunque parece que estoy en una misión interminable para convencer a la gente de dejar de hacer dietas, la verdad es que cada una es libre de empezar las que quiera. ¡Es más, casi lo recomiendo! Porque a veces la única manera de aprender que un camino no es el que quieres seguir el resto de tu vida es experimentarlo por ti misma. Al fin y al cabo, ¿quién soy yo para negar a nadie la impagable experiencia de separar las claras de las yemas como si desactivara una bomba, evitar mirar un *croissant* para no salir de cetosis o preguntarse si el olor de una pizza podría tener calorías? Tarde o temprano nos veremos en el otro lado.

Además, ¿crees que yo no aprendí de lo que predico? Aprendí que las dietas no eran mi solución justamente haciéndolas, y entendí que prohibirme un alimento favorito solo haría que lo quisiera más; de la misma manera que decirle a alguien que no haga algo es provocar que sea lo primero que va a querer hacer. Exacto. Así que, ¡adelante! Empieza esa dieta. Haz la de la luna, la del zumo verde, la keto, la que promete que perderás cinco kilos en tres días comiendo solo piña. Porque si algo te puedo garantizar es que al final te darás cuenta de que, si no funcionó todas las veces anteriores, tampoco lo hará esta vez.

«Pero sí me funcionó la última vez», dirás. Vale, y entonces ¿por qué estás aquí? Si una dieta *solo* funciona mientras la sigues estrictamente, pero en cuanto la dejas vuelves al mismo punto (o peor), **entonces no funciona**. Porque una solución real no es algo temporal, es algo que puedes mantener a largo plazo sin sufrimiento ni obsesión. Si algo solo «funciona» mientras lo haces de forma extrema y te hunde en un ciclo de restricciones, ansiedad y culpa, **no es una solución, es parte del problema**. Lo que realmente *funciona* es aprender a comer de una manera que puedas sostener sin esfuerzo, sin miedo y sin sentir que necesitas «empezar de nuevo» cada vez.

Esas dietas milagrosas, o incluso convencerte de que es un «estilo de vida saludable» y no una dieta, no te harán ni más feliz, ni más saludable, ni perder más peso a largo plazo. De hecho, probablemente logren lo contrario: según un estudio del Instituto de Ciencias de la Salud y la Actividad Física de Valencia, el 97 por ciento de las personas que hacen dieta para bajar de peso intencionalmente vuelven a su peso original o lo superan tras abandonar la dieta. Se llama *efecto rebote*. Y pone de manifiesto la ineficacia de las dietas o comportamientos restrictivos para lograr una pérdida de peso sostenible.

Si sigues por el camino de las dietas, ya sabes cuál es tu destino. Pero, como quiero ser imparcial, también debo pintarte un cuadro de lo que significa vivir en paz con la comida. Aquí te dejo unas razones por las que NO deberías hacer las paces con la comida:

1. **Se te olvidará que tienes tus alimentos favoritos en casa…** y se caducarán. Porque, claro, ahora que ya no tienen el estatus de «prohibidos», se vuelven tan emocionantes como una lata de guisantes. Una pena simplemente tener que tirarlos, cuando antes se desencadenaba ese drama en el que tú eras la «basura humana». La ironía.
2. **Adiós al espectáculo de los trozos de tarta.** Ya no puedes decir en voz alta «a mí un trozo pequeño, eh… No, más pequeño…, aún más…, un poquito más… ¡Así!» mientras todos te miran con envidia por tu «autocontrol». Ahora simplemente te sirves el trozo que quieres y te lo comes. Sin show. Sin ovación. (*Même pas mal*). (Ni me afecta).
3. **El suspense en los restaurantes desaparece.** Ya no puedes disimular y esperar a ver qué va a pedir tu amiga para pensar si tú también debes pedir la ensalada sin aderezo, con esa satisfacción moral de demostrar lo comprometida que estás con tu «estilo de vida saludable». Ahora tendrás que reunir el valor para tener tu propia personalidad y pedir lo que realmente te apetece. ¿Y la admiración de los demás? Perdida.
4. **Tu historial de Google dejará de ser picante.** Adiós a búsquedas como «¿Cuántas calorías tiene una hoja de lechuga?» o «¿El vino cuenta como carbohidrato o antioxidante?» o «Cómo perder diez kilos en tres días». Tendrás que usar tu navegador para solucionar cosas útiles. *What?*
5. **Los domingos pierden sentido.** Sin la tradicional preparación de tus *meal preps* de pollo seco con brócoli insípido, tendrás que pensar en formas genuinamente emocionantes de pasar el día. Horror.
6. **El *gym* ya no es un castigo.** ¿Quién quiere disfrutar del

ejercicio cuando podías usarlo como penitencia por las dos galletas que te comiste ayer? Ahora vas porque de verdad te sienta bien, y eso, francamente, es sospechoso.

7. **Tendrás que encontrar otra cosa para obsesionarte.** ¿Qué haces con tanto espacio mental si no estás contando macros, calorías y gramos de proteína? ¿Aprender a tejer?
8. **Tus alimentos favoritos ya no son tus favoritos.** Te das cuenta de que ese Twix que antes era un tesoro digno de Indiana Jones resulta que era mucho más crujiente cuando estaba envuelto de culpa y vergüenza. Una lástima perder ese toque *gourmet*.
9. **No hay nada que anticipar con entusiasmo.** Pierdes la ilusión de planificar ese próximo *cheat meal* («comida trampa»). Sin la fantasía de «pecar», la vida pierde un poco de su sabor. ¿Qué sigue, emocionarte por unas semillas de chía? Indignante.
10. **Ya no puedes culpar a tus emociones para desahogarte con la comida.** Ahora tendrás que enfrentar tus sentimientos como una adulta funcional. ¿Y quién quiere eso cuando hay helado?
11. **Ya no puedes usar la excusa de «empiezo el lunes».** Sin esa frase para adornar cada domingo por la noche, tendrás que encontrar otros *hobbies* para llenarte (literalmente). Qué remedio...
12. **Comer normal es, pues eso, normal.** La épica narrativa de la lucha entre tú y un tiramisú desaparece. Sin ese drama, tu vida parece un episodio de documentales sobre ballenas: bonito pero aburrido. ¿Ahora qué? ¿Sudokus? ¿Origami?
13. **Nadie te felicita por tu fuerza de voluntad.** Ahora que puedes comerte un *croissant* (perdón, «curasán») sin montar

una película mental sobre el sacrificio... ¿Dónde está la gloria?
14. **Tus conversaciones con amigas pierden chispa.** Sin el clásico «me pasé con el queso extra, qué horror», ¿de qué hablaréis ahora, del clima, del tráfico? Por favor.
15. **Te sobra el dinero.** Ahora que no gastas tu sueldo en *skinny teas* (tés detox mágicos), pastillas milagrosas, membresías de *class pass* que no usas (¡esto me recuerda que tengo que cancelar la mía!), citas con nutricionista y batidos detox, ¿qué vas a hacer? ¿Invertir en bitcoin? Ayuda. ¿Quién quiere estabilidad financiera cuando puedes tener una despensa llena de polvo de maca? De nada.

Podría seguir, pero no quisiera pasarme.

No te voy a mentir, a veces echo de menos esos momentos de rebeldía culinaria en los que comía para «vengarme» de alguien que *creía* que me estaba juzgando por servirme otra porción. También extraño transformar un *cheat meal* en un *cheat day* completo, con esa mentalidad de «ahora o nunca» que convertía un viernes casual en un festival gastronómico (cuestionable) de tres días. Hasta echo de menos sentir que *tenía* que pedir postre cuando salía a cenar. Como si no hacerlo fuera tan ilógico como ir al cine y no comer palomitas. Y, por supuesto, extraño pedirme lo «malo» solo porque era fin de semana. Ahora que estoy en paz con la comida, tengo que hacerle caso a mi *cuerpo sabio que por fin ha aprendido a querer lo nutritivo*. Qué aburrido.

Hablando de palomitas...

Aunque me encantaría decir que me he deshecho de todos mis hábitos obsesivos, hay uno que me he negado a soltar. O, mejor dicho, **uno que he logrado transformar**: lo que antes era una obsesión ahora es una ilusión.

Algo que en su momento habría llamado mi *guilty pleasure*, hoy en día no tiene nada de *guilt* («culpa») en ese *pleasure* («placer»). **El cine siempre ha sido la excusa perfecta para darme un atracón de palomitas. Dulces. Siempre dulces.** Antes, incluso llegué a cometer la herejía de ver una película doblada, **todo por las palomitas.**

Pero ahora **las cosas han cambiado**: hoy soy fiel a la cineasta que llevo dentro, **esa que se niega rotundamente a ver una película que no sea en versión original.** Así que, sí, sacrificaría incluso mis palomitas dulces antes de ver *Gladiator* doblado. («*Mmmvayahh*»). (Del mismo modo que jamás se me ocurriría ver *Ocho apellidos vascos* en inglés. «Ez da posible!». Un poco de respeto, por favor. Eso es tan absurdo como **pedir una pizza con piña o un *pintxo* con kétchup.** Espero que haya alguien vasco leyendo esto).

Así que no solo las palomitas han **perdido su protagonismo**, igual que todos mis otros alimentos previamente prohibidos, sino que ya **no me acabo el bote como si fuera mi última cena. Incluso puedo compartir** (sí, lo leíste bien). Y, sorprendentemente, **hago pausas (¡de forma natural!)** después de unos cuantos puñados. Y aquí viene lo verdaderamente revolucionario: **salgo del cine sin culpa. Ves, los milagros existen. Es posible hacer las paces con la comida.**

Ahora en serio, con todo esto quiero decir que la vida en paz con la comida es más simple, más libre y muchísimo más feliz. Pero si todavía sientes que necesitas recorrer el camino de las dietas (porque es una dieta, por mucho que te convenzan de que es un «estilo de vida»), poner a prueba tu mentalidad de «todo o nada» y cuestionar teorías gastronómicas está bien. Aquí seguiré cuando estés lista para soltar la lucha y disfrutar del verdadero placer de comer y vivir.

Y ya hablando muy en serio (espero que hayas captado el tono irónico del capítulo): esto es como esa nostalgia que a veces aparece cuando recuerdas fumar después de haberlo dejado. Puede que extrañes el ritual, los momentos asociados o incluso los recuerdos que evoca, pero sabes que ya no lo necesitas. Y aunque lo mires con cierta añoranza sientes un alivio profundo por ya no estar ahí. Y esto lo dice, claro, alguien que nunca fumó.

Sanar tu relación con la comida es algo similar. Puede que, de vez en cuando, eches de menos esas viejas dinámicas porque te daban una especie de escape, una justificación o incluso un «pasatiempo emocional». Pero lo que has ganado —libertad, paz mental y una relación mucho más sana contigo misma— es infinitamente mejor que cualquier nostalgia pasajera.

Cuando trabajas en sanar tu relación con la comida, la vida, irónicamente, puede volverse un poco más «calmada». Ya no tienes tantos problemas y desaparecen las excusas para «victimizarte». Porque, aunque no te guste sentirte fuera de control con la comida, en cierto modo esa dinámica te servía como una justificación para comer mal o evitar enfrentarte a lo que realmente estaba pasando. A medida que empiezas a resolver los problemas de raíz, te vuelves más consciente, más sabia y aprendes a respetarte más. Pero esa nueva claridad también viene con una mayor responsabilidad contigo misma, lo que, aunque liberador, puede sentirse como una carga en ciertos momentos.

Esto no significa que te vuelvas perfecta o que nunca sientas ganas de devorar una bolsa entera de patatas fritas. No se trata de comer de forma perfecta, eso no existe, se trata de no dejar que la imperfección te afecte. Y de poder saborear las patatas fritas sin devorarlas estando fuera de control. De dejar de usar la comida como un parche emocional cada vez que se presenta la oportunidad. Y hay cierta resistencia, porque te obliga a enfrentarte a lo que realmente está detrás de ese comportamiento: el estrés, la insatisfacción, la incomodidad emocional o esos «problemas» que forman parte de la vida.

Afrontar esos temas no es fácil. Requiere un esfuerzo mental importante, porque implica enfrentarte cara a cara con lo que llevas tiempo evitando y renunciar a la que había sido tu vía de escape durante (demasiados) años.

Por eso, muchas veces parece más fácil, o al menos más cómodo, quedarnos en nuestra zona de confort. Sentir incluso cierto orgullo en frases como: «Es que yo soy un desastre». Porque, seamos sinceras, a veces el caos parece más interesante que tenerlo todo bajo control. En el fondo, eliges lo difícil.

Es casi más entretenido permanecer en el ciclo de atracones, culpa y restricción, porque eso te permite seguir comiendo lo que sabes que está «prohibido». (Pero de lo que quizá no te das cuenta es de que, cuando estás en paz con la comida, **puedes seguir comiéndolos**, simplemente **ya no lo haces con culpa ni descontrol**). Tener el problema se convierte en una justificación para no enfrentarte al cambio: «Es que siempre he sido así», «Es que soy un caso perdido, lo he probado todo».

Pero al no hacer nada perpetúas el problema y la

incomodidad que viene con él. Te quedas estancada. Y terminas sintiéndote igual de frustrada, ya sea por abandonar las dietas como por no ser capaz de dejarlas atrás.

El cambio no es sencillo, pero quedarse donde estás tampoco lo es. Lo primero implica asumir la responsabilidad de lo que comes, cómo lo comes y, sobre todo, por qué lo haces. Es salir del modo automático, escucharte y aprender a satisfacer tus necesidades de verdad.

Porque cuando sanas tu relación con la comida, también sanas tu relación con tu cuerpo. Y ese cambio, casi sin darte cuenta, impacta de manera positiva en todas las otras áreas de tu vida.

6

Qué hay en el menú de estar en paz con la comida

Ah, la gran pregunta: ¿cómo hago las paces con la comida? Porque suena fabuloso, pero cuando estás en pleno atracón de galletas o jurando que segurísimo que el lunes empiezas la dieta, parece una utopía, ¿no?

Bueno, aquí te va un resumen sin filtros.

Aperitivo: observa cómo la mentalidad de las dietas te controla

Lo primero es estar dispuesta a rechazar la mentalidad de las dietas e ir reconociéndola cada vez más en tu vida. Observa y entiende cuánto de tu entorno contribuye a esa mentalidad restrictiva: la báscula del cuarto de baño y la de la cocina para pesar alimentos, las apps que cuentan calorías o macronutrientes (los macronutrientes son los tres grupos alimenticios que necesitas en grandes cantidades para una dieta equilibrada: proteína, carbohidratos, grasa), etc. Nota cuánto dependes de ellas en tu día a día y cómo impactan tus pensamientos.

Haz un inventario de lo que consumes, pero no en términos de comida, sino de lo que alimenta tu mente. ¿A quién sigues en redes? ¿Cómo te hacen sentir esas cuentas?

Observa el tiempo que pasas con personas que solo hablan de dietas, cuerpos o calorías, y pon un límite claro. O más bien, sé un ejemplo, cambia de tema y lleva la conversación a algo más interesante: tus ideas, tus planes, tus proyectos.

Cuestiona cómo de presentes están todas estas influencias en tu día a día y, lo más importante, cuánto te afectan. Ser sincera contigo misma es el primer paso para recuperar la conexión con lo que realmente importa: tu bienestar y tu libertad.

Entrante: rompe con las dietas de una vez por todas

Romper con las dietas es como terminar una relación tóxica: requiere valentía, porque habrá momentos en los que dudas y parece *tentador* volver, incluso sabiendo que no te hacen bien. Requiere claridad para mantenerte enfocada en la lógica y no caer en el romanticismo de las dietas y para recordar que no quieres vivir una vida donde la comida te controla. Y, por supuesto, requiere un poco de acción estratégica, para mantenerte un paso adelante y evitar que nada te descuadre por el camino..., como ese incómodo momento en el que, justo el día que rezaste por no encontrarte con nadie, te topas con tu ex y, en lugar de seguir con la cabeza en alto, te quedas fija, tartamudeando y reconsiderando toda tu existencia... Igualito a cuando, contra toda lógica, te autoconvences de que *esta vez sí* esa última dieta va a ser diferente.

Esta ruptura tiene dos componentes fundamentales:

- **El trabajo externo:** un paso tangible y práctico que te dará ese empujón inicial, ayudándote a reducir los elementos externos que perpetúan el ciclo de culpa, comparación y la necesidad constante de estar a dieta.
- **El trabajo interno:** el proceso más profundo, donde te (re)conectas contigo misma, desafiando creencias y patrones que han estado enraizados durante años.

TRABAJO EXTERNO: LIMPIEZA DEL ENTORNO

Hay herramientas que parecen ayudarte a *llevar el control* de tu progreso, pero en realidad pueden estar saboteándote. El primer paso es deshacerte de las herramientas dietéticas que te atan a esa mentalidad, al menos por ahora hasta que desarrolles una relación neutra con ellas. Si te cuesta soltarlo completamente, empieza de forma gradual y como siempre a tu propio ritmo.

- **La báscula.** Piensa en la última vez que te pesaste. Quizá el número te decepcionó y te llevó a restringirte porque sentiste que no «merecías» comer, solo para acabar en un atracón después. O quizá te rendiste y comiste sin control, convencida de que tus esfuerzos nunca valen la pena. O, por el contrario, te motivó y lo celebraste comiendo de más porque sentiste que te lo «ganaste». Nota el poder que la báscula tiene sobre tu estado de ánimo y, en consecuencia, sobre tus decisiones con la comida. En vez de obsesionarte con un número arbitrario que fluctúa por factores fuera de tu control y que ni siquiera refleja tu composición corporal, enfócate en tus hábitos. Si te cuesta deshacerte de ella del todo todavía, intenta guardarla fuera de tu vista. Más que ayudarte, te autosabotea. Lo mismo con la balanza para medir tu comida y las aplicaciones para contar calorías. Estas herramientas convierten la comida en matemáticas y generan una desconexión con tus señales internas. Desinstalarlas es liberador.

- **Sé consciente de los cálculos mentales.** Si tienes muy internalizado el hábito de calcular calorías en tu cabeza, empieza por simplemente observarlo. Date cuenta de cuándo sucede, sin juzgarte, y haz un esfuerzo por no medir el valor de tu comida únicamente en función de las calorías. Recuerda que la comida es mucho más que un número; es energía, placer y cuidado hacia ti misma.
- **Tus redes sociales.** Haz una limpieza profunda. Deja de seguir o silencia cualquier cuenta que te haga compararte o que promueva un enfoque obsesivo del bienestar. Notarás cómo tu ansiedad disminuye al eliminar estos recordatorios constantes y cómo tu día se vuelve más ligero. Si todas comiéramos igual e hiciéramos el mismo entrenamiento, aun así tendríamos resultados diferente. Genética, historia, metabolismo, contexto…, todo influye. Buscar soluciones fuera, en dietas o planes genéricos, o copiando otras, es una pérdida de tiempo. Centrémonos en aprender a escuchar nuestro cuerpo y en construir hábitos que funcionen para *ti*.

Trabajo interno: reorganiza tus pensamientos desde la raíz

Deja de perder tiempo tratando el síntoma (los atracones) y aborda el problema desde la raíz (tus creencias sobre la comida y tu cuerpo). Déjame que me explique. Pasamos la mayor parte del tiempo enfocadas en lo que creemos que es el problema: la fluctuación de peso, los kilos de más, la hinchazón. Incluso pensamos que el problema es nuestra impulsividad, los atracones, comer emocionalmente o nuestros hábitos. Pero esos son solo *síntomas*. Son señales de tu mente y tu cuerpo que indican que hay algo más profundo que no está funcionando bien.

Es como un eczema. El eczema no es el problema, es el síntoma. Es tu cuerpo diciéndote que algo necesita ser solucionado. Claro, puedes ponerle una crema con corticoides que alivie temporalmente la inflamación. Pero, como aprendí tras leerme un libro entero sobre cómo abordar el eczema desde la raíz con remedios naturales, esa crema no soluciona el problema a largo plazo.

De manera similar, la restricción o las dietas extremas son como esa crema. Puede que notes algunos cambios en el corto plazo, pero a la larga te quedas atrapada en la misma lucha interna: esa constante sensación de no poder resistirte a ciertos alimentos. En el caso del eczema, la raíz del problema podría estar en factores como un desequilibrio en la microbiota, predisposición genética, desequilibrios de histamina, alergias, toxinas ambientales o incluso parásitos (y la lista sigue). En el caso de los atracones, el hábito que intentas reparar, también hay que buscar en la raíz.

Un atracón es un hábito formado por una serie repetitiva de

comportamientos. Estos están impulsados por emociones, que a su vez son creadas por pensamientos, y esos pensamientos vienen de creencias más profundas. Para abordar el problema desde la raíz, necesitamos desmantelar pieza por pieza empezando por la creencia.

> El **hábito** (darte un atracón) viene propulsado por un **comportamiento** (restringir hasta el punto de ceder). Ese comportamiento, a su vez, está impulsado por una **emoción** (el miedo a engordar, la culpa o la vergüenza). Esa emoción surge de un **pensamiento**: «No debería», que a su vez proviene de una **creencia** más profunda: «Es malo o engorda».
> Creencia → Pensamiento → Emoción → Comportamiento → Hábito

Entonces, tratar el síntoma —los atracones— es como ponerle una tirita a una herida abierta. Puede tapar el problema temporalmente, pero no lo soluciona. Lo que en realidad necesitamos es desinfectar. Y en este caso, desinfectar significa trabajar en la cadena, pieza por pieza, hasta llegar a la raíz.

La raíz son nuestras creencias, esas que vienen de una cultura de dietas profundamente arraigada en nosotras desde pequeñas. ¿Cómo no? Crecimos escuchando que ciertos alimentos eran malos, que engordar era un fracaso y que el control sobre lo que comemos define nuestro valor. Esas creencias son las que crearon las reglas alimenticias que seguimos como si fueran verdades absolutas.

Ahora toca mirarlas de frente, cuestionarlas y empezar a desmantelarlas. Porque hasta que no lo hagamos, los comportamientos y hábitos seguirán repitiéndose.

Identifica y cuestiona todas tus reglas alimenticias. Todas esas reglas que aprendiste del tipo «no comas carbohidratos de noche», «el azúcar es el diablo» o «tienes que ganarte el postre» no son más que un ruido mental que te desconecta de tus propias necesidades. Pregúntate: ¿quién decidió que eran la verdad absoluta? ¿Me ayudan de verdad a sentirme bien? ¿Son realistas? Al desafiar estas reglas, abres espacio para nuevas creencias más compasivas y alineadas con tus necesidades reales. Reemplázalas con evidencia propia: «*¿Realmente es malo comer carbohidratos por la noche?* Si incluyo esas patatas al horno que tanto me apetecen, me sentiré más satisfecha y probablemente no necesite buscar algo dulce después. De hecho, 200 calorías de patatas me saciarán mucho más que 200 calorías de chocolate. Así que, lejos de ser un problema, comer carbohidratos por la noche podría ayudarme más que si los evito». Este proceso de identificar, cuestionar y reemplazar creencias es muy poderoso pero, por razones de espacio, me es imposible mostrarlo todo en este libro, de modo que te animo a entrar en mi comunidad para poder ver más ejemplos prácticos.

Comprométete activamente a poner fin a tu relación con las dietas. Tomarte el tiempo para revisar el historial de tus propias dietas puede ser una revelación. Revisa cómo terminó cada una. Quizá con pérdida de peso al principio, pero ¿cuántas acabaron con la recuperación de lo perdido? ¿Y cuántas de ellas te dejaron con más peso del que tenías al empezar? ¿Por cuánto tiempo fuiste realmente capaz de mantener esos resultados?

Lo más importante es darte cuenta de que tú no eres el problema. Las herramientas en las que estabas confiando —las dietas— son las verdaderas culpables. Así, poco a poco, comienzas a entender que, aunque las dietas puedan funcionar a corto plazo, no son sostenibles a largo. Y eso te lleva a un cambio de enfoque: la decisión consciente, repetida, de no empezar esa «última» dieta, por mucho que jures que esta vez será diferente, que esta vez lo harás «bien».

Porque no tienes un problema. Tu cuerpo no está roto. Está respondiendo exactamente como cualquier cuerpo respondería bajo las condiciones de restricción: protegiéndote. Aunque suene exagerado, para tus células no hay diferencia entre una dieta y una amenaza a tu supervivencia, una inanición y una restricción (por mucho que sea intencional).

El cambio comienza cuando decides dejar de restringir. Es un acto de confianza en tu cuerpo, de escucharlo y honrarlo. Porque la verdadera solución no está en encontrar la dieta perfecta, sino en abandonar la idea de que necesitas una.

Por eso, el paso final de esta ruptura es este compromiso: el juramento solemne contigo misma de no volver a empezar otra dieta restrictiva.

¿Suena aterrador? Es normal. Pero aquí viene la buena noticia: te voy a dar otra opción. En lugar de enfocarte en reglas rígidas, aprenderás a escuchar y confiar en tu cuerpo, a reconectar con tus señales internas y a construir hábitos que realmente te hagan sentir bien.

Recuerda, este proceso no se trata de perfección, sino de progreso, de liberación. Y, como cualquier ruptura, con el tiempo sentirás que has recuperado algo valioso: tu paz mental y tu relación auténtica con la comida.

> Para resumir, en la fase de ruptura:
>
> 1. Haz limpieza de tu entorno exterior.
> 2. Trata la raíz no el síntoma sometiendo a examen tus reglas internas.
> 3. Comprométete a no volver a empezar otra dieta (¡tranquila, te voy a dar otra opción!).

Plato principal: concédete permiso

Darte permiso incondicional de comer es uno de los primeros pasos para dejar de sentirte privada después de aprender a escuchar tus señales de hambre. Sí, permiso de TODO. Esto no significa comer sin conciencia, significa tener la opción de *elegir* tomar algo o *elegir* no tomarlo. Porque mientras sigas viendo ciertos alimentos como «prohibidos», tu cerebro los tratará como un tesoro escondido, algo que hay que buscar y consumir como si fuera ahora o nunca.

No se trata de comer pizza en cada cena, sino de quitarle el poder a tus alimentos prohibidos. Cuando te das permiso incondicional, la comida deja de ser el enemigo o ese objeto de deseo prohibido que ocupa todos tus pensamientos. Empieza a convertirse simplemente en lo que es: comida. Y ahí es cuando puedes a reconectar con lo que tu cuerpo realmente necesita, sin el ruido que trae la restricción; es decir, sin el deseo incontrolable (impulsado por esa restricción), la carga de culpa o la obsesión por lo que «deberías» o «no deberías» comer. (Las decisiones más conscientes en cuanto a nutrición vienen luego, por ahora nos centraremos en dejar de sentirnos privadas). Es la libertad de elegir desde la tranquilidad y el respeto hacia ti misma, no desde la presión o la restricción.

Guarnición: escucha a tu cuerpo

Escucha a tu cuerpo, no a la dieta de turno. Tu cuerpo no es un problema que necesitas solucionar; es una brújula que siempre está tratando de guiarte. En este punto es cuando vas a restablecer esa confianza que se perdió por el camino. Confianza en que tu cuerpo sabe lo que necesita, en que puedes escucharlo sin miedo ni reglas externas dictando cada paso. Es un proceso, sí, pero cada vez que eliges prestarle atención —aunque no sea perfecto— estás reconstruyendo ese vínculo.

Postre: reconcíliate con el placer

Haz las paces con el placer. Comer no es solo una cuestión de nutrirse; también es un acto de disfrute, conexión y alegría. Permítete saborear lo que comes sin culpa, porque el placer no es el enemigo de la salud, sino su complemento. Cuando aprendes a disfrutar de la comida desde un lugar de libertad, descubres que necesitas menos para sentirte satisfecha y que el placer no solo es válido, sino necesario.

Especiales: despierta tu curiosidad

Identifica por qué comes. A veces es por hambre, pero otras por aburrimiento o estrés. A veces simplemente porque disfrutas el sabor, otras por hábito. La clave está en permanecer más atenta y sintonizada con la intención detrás de cada elección, comprendiendo el motivo real y dejando de comer en automático. Aquí no hay lugar para el juicio, solo para la curiosidad: si no es hambre real, ¿qué necesito realmente? Si la respuesta lógica no es comida, entonces es una invitación a buscar maneras alternativas de responder a ese impulso. (Hola, emociones, aquí estamos para reconocerlas, validarlas y encontrar una solución, que no añada al estrés).

> Para resumir, los pasos son:
> 1. Observa cómo la mentalidad de las dietas te controla.
> 2. Rompe con las dietas.
> 3. Concédete permiso.
> 4. Escucha a tu cuerpo.
> 5. Reconcíliate con el placer.
> 6. Despierta tu curiosidad.

Esto no es un esprint; es un proceso de aprendizaje y desaprendizaje. Habrá días en los que te sentirás como una *pro* y otros en los que te preguntarás: ¿qué estoy haciendo? Pero mientras sigas mostrando curiosidad y autocompasión, estás avanzando. Permítete fallar, porque el progreso no es lineal. Se trata de aprender de los errores, ajustarse y seguir adelante.

Estar en paz con la comida no significa hacer elecciones impecables ni nunca volver a querer comer un alimento previamente prohibido. Significa que la comida pierde su carga emocional, que puedes disfrutarla, y que tu energía mental se libera para enfocarse en lo que realmente importa, mucho más allá de contar calorías o sentir culpa.

¿Difícil? Sí. ¿Posible? También.

Y una vez que (re)encuentres esa paz, nunca querrás volver atrás.

7

Lo que nadie te dice sobre las dietas

Dietas: un drama en varios actos (y cómo salir del guion)

Recuerdo que mi primera dieta la hice a los quince años, junto con mi madre, porque ella la empezaba y a mí me pareció un reto divertido, sin más. (No, mi adolescencia no traía suficientes dramas por sí sola). Fue nuestra versión familiar de un plan en equipo: algunas familias hacen puzles, otras hacen dietas. (Es broma, esto era algo totalmente puntual). Y ahí estaba yo, descubriendo que contar calorías podía ser una forma de conexión. Qué entrañable.

Aunque, siendo sincera, ni conté calorías ni pesé un solo alimento. En este caso, simplemente me apunté al nuevo menú de mi madre, que era en realidad igual de nutritivo que siempre.

Hacer dietas, en el fondo, puede ser una forma de conexión. Es quejarte con alguien de lo «mal» que te has portado, compartir recetas *light* que nadie quiere probar o teorizar sobre métodos milagrosos (que en aquel entonces ni existían, pero *spoiler alert*: más adelante llenaron conversaciones enteras en mi vida).

¿El resultado? Perdí algo de peso, sin esfuerzo, aunque ni lo necesitaba ni me importaba lo más mínimo. Pero, claro, como buena adolescente, me sentí como si hubiera ganado un premio simplemente por haber cruzado la línea de meta. No porque me preocupara por mi imagen corporal (ni siquiera estaba en mi radar en ese entonces), sino porque esta era mi manera de sumar puntos en un nuevo juego social en el que, sin darme cuenta, unos años más tarde me convertiría en experta.

Entre los dieciséis y los dieciocho años me mandaron a un internado, y aunque suene como el inicio de una novela de suspense, el único misterio aquí era cuántas galletas podía comerme de una sentada. (*Spoiler*: todas). Mi relación con la comida seguía siendo bastante normal. ¿Que si devoraba un tarro de miel con cuchara en dos días? Por supuesto. Mi amor por la comida era mucho más grande que cualquier mentalidad de dieta… de momento. Por entonces, las dietas eran como las clases de esgrima: sabía que existían, pero no formaban parte de mi día a día ni me interesaban lo más mínimo.

A los veintidós años, al acabar la universidad, probé la famosa dieta HCG (sin inyecciones, gracias). ¿La premisa? Comer 500 calorías al día. Sí, lo leíste bien: 500. Más que una dieta, parecía un experimento de supervivencia. (Me impresiona pensar que soy esa misma persona, ¡y me cuesta confesarlo!). Por supuesto, perdí peso. Con tan poca comida, ¿qué iba a pasar?, ¿cómo no iba a «funcionar» la dieta? Es como decir que, si no riegas una planta, se seca.

La parte divertida: todo el mundo me halagaba. «¡Qué bien te ves!». «¡Qué delgada estás!». Y, como buena graduada, el día que terminé lo celebré con un festín digno de los dioses: un buen plato de patatas fritas. Y chuches. Y básicamente todo lo que encontré en mi camino.

Si algo me enseñó esa experiencia es que el cuerpo siempre recupera lo que es suyo: no solo el peso, sino también la dignidad. Poco a poco, al volver a comer como un ser humano normal, recuperé el peso que me pertenecía por derecho. (La dignidad, esa llegó más tarde, cuando finalmente aprendí a vivir sin estar a dieta).

Ah, y por si te lo preguntas, repetí el mismo patrón unas cuantas veces más, cada una de ellas con otra dieta de moda: la cetogénica, el ayuno intermitente, la de comer cada tres horas, la de quitar el azúcar, la de «es un estilo de vida, no una dieta», la de «lo hago por salud, no para adelgazar», y, por supuesto, la que empezaba cada lunes por la mañana… y terminaba cada lunes por la tarde. ¿Valió la pena? No. Pero ¿lección aprendida? Tampoco.

Lo único que recuerdo de la dieta keto es estar de mal humor constante y pagarlo con cualquiera que se me cruzara. Así que aprovecho para hacer una disculpa pública: lo siento por quien fui cuando estaba a dieta. (Culpo al beicon y al parmesano).

Por supuesto, todas «funcionaron» mientras las seguía religiosamente. Pero en cuanto intentaba volver a comer como una persona normal (ya sabes, como alguien que no cuenta cada hoja de lechuga), dejaban de funcionar. Porque, seamos realistas: es como intentar sobrevivir comiendo cubitos de hielo y olor a pizza. Es físicamente imposible (y mentalmente agotador) estar a dieta el resto de tu vida.

Aquí está una verdad que tardé tiempo en aceptar: las dietas solo «funcionan» mientras las sigues. ¿Por qué? Porque el éxito de una dieta depende completamente de mantenerte en ese estado de restricción constante. Es como estar montada en una bicicleta estática: parece que te mueves, pero en realidad no vas a ningún lado. Ya lo veremos en el próximo capítulo.

8

Dieta hoy, rebote mañana: la trágica historia de siempre

Imagínate que te vas a operar la cadera con un médico y antes de entrar en quirófano lees esta advertencia: «Una vez que pase el efecto de la anestesia y baje la inflamación, sentirás un alivio increíble. Padecerás mucho menos dolor, podrás hacer vida normal, volver al deporte, incluso correr. Pero, eso sí, dentro de uno o dos años, el dolor volverá igual o peor que antes. De hecho, puede que incluso te cueste andar».

¿Te operarías con él? No, gracias.

Por supuesto que no. Nadie en su sano juicio aceptaría una «solución» que sabe que solo va a empeorar las cosas a largo plazo.

Sin embargo, eso es exactamente lo que hacemos con las dietas (por dietas me refiero a lo que habitualmente entendemos por dietas: a la mera reducción de calorías o grupos de alimentos, sin considerar las necesidades emocionales y mentales de la persona). Nos negamos a ver la realidad de lo que realmente implican, porque hacerlo significaría aceptar que no hay una solución rápida y la realidad es que nadie tiene ni tiempo ni ganas de esforzarse más de la cuenta. De algún modo, preferimos aferrarnos a esa promesa inicial que brilla como un cartel de neón: «Vas a perder peso». Es como quedarte con el titular sin leer la letra pequeña, porque sabes que la verdad te quitará esa última onza de esperanza.

Sí, por supuesto, si reduces drásticamente tu ingesta de alimentos —ya sea rebajando tus calorías o eliminando grupos enteros de los mismos— lo verás reflejado en la báscula (al menos al principio). Eso sí, a menos que ya lo hayas intentado tantas veces que incluso al restringir tu cuerpo diga: «No, gracias, yo aquí me quedo». No es magia, es ciencia: es ese famoso «plateau» (ese estancamiento donde tu metabolismo, en términos simples, se adapta y deja de colaborar).

Algunos podrían, como ya he mencionado, argumentar que las dietas restrictivas son cosa del pasado y que ahora vivimos en una era de bienestar y equilibrio. Se podría decir que ahora priorizamos «cuidarnos», «nutrirnos», «ser fuertes» sobre la apariencia. En lugar de llamarlo dieta, nos convencemos de que es un estilo de vida saludable. «Come sin culpa, pero mejor si es *light* o bajo en calorías». «Come alimentos reales, pero cuidado con las segundas porciones», por ejemplo. Al final, no importa el nombre que le pongamos: *wellness*, *mindfulness*, *lifestyle*. Da igual la etiqueta: estás restringiendo tu forma de comer para manipular el tamaño de tu cuerpo. El argumento de que es «para el bienestar» es exactamente la estrategia que la cultura de las dietas utiliza para seguir siendo relevante en la sociedad actual, como bien lo argumenta Christy Harrison en su libro *Anti-Diet*. En un mundo que empieza a reconocer el daño de saltar de una dieta a otra, la industria ha tenido que reinventarse para atraer a nuevas generaciones. ¿Cómo lo hacen? Desviando la atención del verdadero objetivo y rebautizándolo con términos más atractivos como bienestar, *wellness*, estilo de vida, *clean eating*.

Este cambio de nombre da la impresión de que ya no hablamos de soluciones rápidas, sino de planes sostenibles a largo plazo. Pero la verdad es que lo único que ha cambiado es el *packaging*, no el enfoque. Incluso han llegado a apropiarse de términos como «alimentación intuitiva» —que nació como un enfoque antidieta— para ofrecerlo como un camino «seguro» hacia la pérdida de peso. En otras palabras, han convertido un enfoque diseñado para liberarte de la cultura de las dietas en otra dieta encubierta, desvirtuando por completo su propósito original. (Cualquier persona que use la alimentación intuitiva para vender pérdida de peso está siendo poco ética. La verdadera intención de esta práctica no es cambiar tu cuerpo, sino cambiar tus comportamientos con la comida, ayudándote a reconciliarte con ella. Si la pérdida de peso ocurre, es una consecuencia, no una garantía).

Lo más alarmante es que hemos sustituido una forma de desorden alimenticio por otra, perpetuando la misma narrativa bajo la falsa promesa de ser más sana. Al final, la premisa sigue siendo la misma: manipular el cuerpo bajo el disfraz de salud y bienestar. Lo más confuso para alguien que intenta escapar de las influencias tóxicas de la cultura de las dietas es que estos métodos se presentan como *el camino hacia la paz o la libertad alimentaria*. Es una contradicción que solo refuerza la confusión y mantiene a las personas atrapadas en un ciclo que, irónicamente, intentan dejar atrás.

¿Quién no quiere adelgazar hoy en día con tanta presión externa? Por supuesto, hay mujeres que están en paz consigo mismas y con la comida, que no se han visto tan afectadas como otras por la cultura de las dietas, o que ya se han liberado de esta carga social. Mujeres que nunca han sentido la necesidad de adelgazar (ya que reconocen su valor más allá de su tamaño corporal), o que, si lo hicieron, lograron soltarla. Enhorabuena, sois la inspiración. Y esa es la meta. (No, no es irónico).

Pero me atrevo a decir que la mayoría de las mujeres —y afortunadamente puedo mantener la ilusión de que no hablo en nombre de todas, pero sí de una gran mayoría en esta cultura occidental— pasan gran parte de sus vidas luchando con su imagen corporal de una forma u otra, sea cual sea la razón detrás de ello.

¿Hay excepciones? Claro. Algunas podrían afrontar el problema opuesto: querer ganar peso por ser demasiado delgadas y enfrentarse a problemas en la dirección contraria. Pero, en general, la presión por encajar en un estándar corporal está ahí, omnipresente. Hasta que no aprendamos a mirar más allá de estas etiquetas y cuestionarlas, seguiremos atrapadas en este ciclo sin fin.

Si algo solo «funciona» mientras te esfuerzas al máximo, te roba la felicidad y te impide disfrutar plenamente de la vida, pero luego falla en cuanto intentas vivir tu vida, ¿realmente podemos llamarlo un éxito?

Toma un momento para reflexionar y haz tu propio inventario:

¿Cuántas veces has estado en un evento importante, como un cumpleaños, una reunión familiar, una cita romántica, una presentación, una clase de *fitness*, o incluso una comida casual con amigos, y realmente estuviste ahí? Sin pensamientos de culpa, vergüenza, la necesidad de justificar o esconder tu cuerpo.

Sin planear mentalmente cómo ibas a compensar lo que comiste o lo que dejaste de hacer.

Esas veces en las que, en lugar de disfrutar del momento, tu mente estaba ocupada con un monólogo interno sobre comida, tu cuerpo o tu «falta de control». Este es un ejemplo perfecto de cómo la cultura de las dietas te roba tiempo valioso en esta vida, distrayéndote de lo que realmente importa y merece tu atención.

Ese inventario lo tienes que hacer tú misma; nadie más puede hacerlo por ti. Pero aquí está la clave número uno que quiero que grabes en tu mente: no importa cuánto te convenzas a ti misma de que no es una dieta sino un estilo de vida, ni cuánto jures que esta vez será distinto, el problema no eres tú ni tu cuerpo, es la dieta, es decir, el enfoque, que tiene como resultado esa constante sensación de privación, el mayor (si no el único) culpable de tu descontrol con la comida. **Es lo que perpetúa el ciclo de atracones, culpa y frustración.**

Ahora bien, aunque sabemos que intentar perder peso *intencionalmente* suele llevar a ganar más peso de forma *no intencionada* a largo plazo, sigue siendo tentador volver a intentarlo. Esa esperanza de «una última vez». Siento avisarte: esa tentación de empezar otra dieta probablemente te seguirá acompañando el resto de tu vida. Es normal.

Vivimos en una sociedad que constantemente refuerza el mensaje de que adelgazar es la **solución**, que valemos más si somos más delgadas. Esa vocecita interna, alimentada por años de mensajes culturales, a veces susurra: «Quizá esta vez funcione», o «Venga, venga, una última dieta para volver a tu peso ideal». Créeme, incluso yo, con todo lo que sé y predico, todavía intento esquivar esa voz, casi semanalmente, si no diariamente, como si fuera un mosquito que aparece justo cuando estás a punto de deslizarte en tus dulces sueños. Pero saber que esta voz existe y que forma parte de la experiencia compartida de vivir en esta cultura debería ayudarte a mantener la lógica. Reconocerla por lo que es te da la posibilidad de evitar caer en el ciclo. Porque esa voz no es tuya; es un eco de un sistema que no te beneficia. Y cuanto más firme te mantengas en esquivarla, más fuerte será tu propia sensación de libertad.

Pero lo importante no es que las tentaciones desaparezcan mágicamente (¡ojalá!), sino cómo eliges responder a ellas. Cuando aparecen, recuerda lo que ya sabes: las dietas te prometen cambios rápidos, pero nunca te dan las herramientas para mantenerlos. Sentir esa tentación no significa que estés fallando o retrocediendo. Significa que estás en el proceso de desaprender y «reprogramar» esa mentalidad de dieta que ha estado contigo durante tanto tiempo. Es normal tener dudas, pero es necesario decir basta.

¿Qué pasaría si las dietas vinieran con una etiqueta que contase la verdad sobre cuáles son los efectos secundarios que surgen el 97 por ciento del tiempo? Por ejemplo: «OJO, perderás peso temporalmente, pero lo recuperarás dentro de uno o dos años, quizá incluso más, porque tu metabolismo se habrá adaptado al nivel de energía al que lo sometiste. Cuando vuelvas a comer normalmente, tu cuerpo estará en "modo ahorro", almacenando lo que pueda para la próxima "hambruna"».

Ah, y perdón, se me olvida un detalle importante en la etiqueta: «Al principio, te sentirás motivada y llena de esperanza con la ilusión de perder peso, pero pronto empezarás a pensar constantemente en comida. Esa ansiedad será cortesía del hambre persistente que sientes después de comer ese yogur sin grasa con una tortita de arroz. La sensación de hambre generará frustración contigo misma porque creerás que no tienes suficiente fuerza de voluntad, como parecen tener tus *influencers* favoritas. Luego, llegarán los impulsos: comerás de manera impulsiva, te sentirás culpable, entrarás en el modo todo o nada, te rendirás y acabarás dándote un atracón porque "ya arruinaste todo el esfuerzo". Por supuesto, después sentirás la necesidad urgente de compensar ese error. Bienvenida al ciclo de las dietas».

Y ahí es donde empieza el verdadero daño: no solo con tu cuerpo, sino con tu relación con la comida, contigo misma y, ya que estamos, con todo aquel que tenga la mala suerte de cruzarse contigo. Este ciclo te deja agotada, confundida y preguntándote cómo es posible que una «estrategia» diseñada para darte control absoluto sobre tu vida termine haciéndote sentir como un caos andante SIN ningún tipo de control. Es como intentar apagar un fuego echándole gasolina y luego preguntarte por qué sigue ardiendo.

Es un ciclo tóxico que perpetúa la desconexión con tu cuerpo, tus necesidades reales y, sobre todo, contigo misma.

Entiendo que quieres un cambio, y lo quieres *ya*. Pero aquí está la verdad incómoda: todo lo que promete resultados rápidos no dura. Y todo lo que es duradero nunca se consigue de inmediato.

Hablando de inmediato. **Quiero resultados, y los quiero ya.** Si tenemos hambre, pedimos un Uber Eats antes de que el estómago tenga tiempo de rugir. Si nos falta queso rallado para la cena, Glovo lo soluciona más rápido de lo que tarda en derretirse en los macarrones. Y si necesitamos algo más, ahí está Amazon Prime, entregándolo al día siguiente (o Amazon Fresh, que ya casi aparece en tu puerta antes de que termines de hacer el pedido).

Queremos resultados, y los queremos ya. Esta rapidez y accesibilidad nos han hecho impacientes, también con nosotras mismas. Queremos resolverlo todo al instante, incluyendo nuestro peso o nuestra relación con la comida.

Y no es de sorprender: nos hemos acostumbrado a esta inmediatez, parte de nuestra cultura moderna, siempre cambiante y en constante evolución. Por un lado, es maravilloso tener tantos avances a nuestro alcance, pero por otro lado..., se nos está acabando la paciencia, el romanticismo y, sinceramente, la capacidad de aburrirnos como antes (¿recuerdas esos momentos de hacer «ahhhh» delante de un ventilador solo para escuchar tu voz robótica? Pura magia).

Y luego nos preguntamos por qué estamos tan desconectadas de nosotras mismas. La respuesta es simple: vivimos en el pasado o en el futuro, pero nunca estamos aquí, ahora. Participamos en cenas, cumpleaños, bodas, celebraciones..., pero no estamos realmente ahí. O nos roba el tiempo el móvil o nos lo roban los pensamientos obsesivos sobre nuestra insatisfacción con el cuerpo o nuestra preocupación por lo que comemos.

La exposición constante a estímulos inmediatos ha condicionado nuestro cerebro a buscar **gratificación instantánea,** dificultando la capacidad de tomar decisiones conscientes. **Y esto no solo aplica a las redes sociales, el entretenimiento o las compras, sino también a nuestra relación con la comida.** Nos hemos acostumbrado a reaccionar automáticamente ante el deseo de gratificación, sin detenernos a reflexionar si realmente nos beneficia.

En nuestra relación con la comida, esto se traduce en una línea muy delgada entre honrar un antojo y comer por impulso. Al ser algo más conscientes de estos estímulos, podemos entrenarnos a tolerar el aburrimiento y pausar antes de actuar. Esa pausa nos permite reconectar con el momento presente (en vez de estar anticipando el futuro cercano como ese placer en comer el chocolate) y con las señales de nuestro cuerpo (darnos cuenta de que es lo que realmente necesitamos), **diferenciando entre un verdadero deseo de disfrutar un alimento y el impulso automático de buscar consuelo o llenar un vacío emocional.**

Simplemente ser consciente de esto ya nos trae a la mitad del camino, y aplicarlo (esa pausa, por ejemplo) es una forma de recuperar el control y dejar de reaccionar de manera automática a los impulsos, **donde los antojos sean honrados conscientemente y no gobernados por la búsqueda de gratificación instantánea.**

Pero para honrar los antojos, primero hay que entender que no son el enemigo. Son parte de la vida. **¡Y los que reprimen esos antojos tienen más antojos que los que los honran!**

No debes sentir culpa por querer disfrutar de lo que comes. Es más, disfrutar de la comida es la fuerza conductora de tener una buena relación con la comida.

El problema es cuando esos antojos se vuelven crónicamente incontrolables. **Y aquí es donde entra el permiso y deshacerte de cualquier sentimiento de privación de una vez por todas.**

9

El permiso:
¡una pasta Alfredo, por favor!

Estaba en México para la boda de mi mejor amiga y llevaba varias semanas «preparándome» mental y físicamente para que mi vestido me quedara como un guante el día de la celebración. ¿Qué significa eso? Pues pedía cosas que realmente no me apetecían, como pescado al horno, cuando en realidad quería tacos fritos. O si finalmente pedía los tacos, intentaba comer solo el relleno y evitar las tortillas. Y si terminaba comiendo alguna tortilla, el poco placer que sentía desaparecía bajo una pequeña ola de culpa y decepción por «romper mis propias reglas». Pero ahí estaba yo, con cara de póker, pretendiendo que todo estaba bajo control. Todo esto con una gran sonrisa, como si nada pasara, escondiendo mi «romance secreto» con las tortillas (podría haber dicho *brownies*, pero en ese entonces cualquier alimento que consideraba que me alejaba de mi objetivo de «no engordar» ya era suficiente para emocionarme).

Fue durante ese viaje cuando decidí leer el famoso libro sobre alimentación intuitiva. El mismo libro que siempre había descartado porque, ya sabes, «probablemente funcione para las demás, pero es imposible que me funcione a mí». Al fin y al cabo, ni siquiera podía resistirme a una tortilla. Lo mío era algo más «complicado», por mucho que juraba tener una relación sana con la comida. Después de todo, eso era lo que hacía toda mujer para «cuidarse». (*Spoiler*: que sea lo común no significa que sea lo correcto). Si *yo* me permitía comer «lo que me pedía el cuerpo», no solo serían tortillas, sino todo lo que consideraba malo.

Yo sentía claramente que necesitaba algo de orden, estructura y pautas que seguir. Sin embargo, me di cuenta de que esta necesidad no debía abordarse de la manera en que lo había intentado anteriormente. Me di cuenta de que comer intuitivamente, o «sin reglas alimentarias», no significa caos ni comer sin freno ni estructura… Todo lo contrario: se trata de volver a crear un orden y sistema que funciona para ti, pero basado en respeto y conexión, intención contigo misma en lugar de culpa y prisas y castigo.

Volvamos a mi historia. Mientras leía el libro de Resch y Tribole, me encontré con unas frases que hablaban sobre permitirnos disfrutar de los alimentos que nos prohibimos. Este es un concepto interesante cuando literalmente no te permites ni olerlos. Porque claro, «¿cómo voy a *disfrutarlos* si no me los permito? Y si finalmente me los permito, ¿cómo consigo disfrutarlos sin esa guarnición de culpa?». Una ecuación imposible, básicamente.

Curiosamente, lo que leía tenía sentido, aunque iba en contra de lo que siempre había seguido. Durante años había creído que la solución para evitar atracones era tirar todos los alimentos «prohibidos» a la basura para que no estuvieran al alcance. Sin embargo, las autoras proponían lo contrario: come lo que te prohíbes y, poco a poco, dejarás de sentir la compulsión de atracarte.

Así que decidí hacer un experimento revolucionario: pedirme exactamente lo mismo que mi entonces novio (hoy marido). ¿El plato estrella? Una pasta Alfredo. Curioso, porque hoy en día probablemente sería la última pasta que elegiría, pero ya sabes, el plato del de al lado siempre tiene mejor pinta (y, en su defensa, era la única opción de pasta en una playa de México). Así que, en un momento de iluminación, dejé de convencerme de lo contrario y pedimos todo doble. Esto también le dio la oportunidad de disfrutar, por primera vez en su vida, de su propio plato sin tener que ofrecerme la mitad. (No solo mejoras tu relación con la comida, sino con tu marido, ja, ja).

Pero, por supuesto, la ilusión y libertad que sentí al tener la opción de pedir lo que normalmente prohibiría cambió la película. Me sentí tan satisfecha que ni siquiera terminé el plato.

¿EN QUÉ PLANETA?

Hasta entonces, cada vez que me «permitía» comer pasta, lo hacía hasta explotar, como si mi misión fuera asegurarme de no desaprovechar ni un carbohidrato. (Ahora en serio, ¿en qué universo?). Pues en el nuevo universo de Isa Healthy Life que estaba creando sin siquiera darme cuenta. Un lugar donde pedir pasta ya no era un acto de rebeldía, sino una simple elección.

Esa experiencia marcó un antes y un después. Por primera vez, después de comer no sentí la necesidad de buscar algo dulce como si fuera un ritual obligatorio. Tampoco tuve que lidiar con ese incómodo monólogo interno de convencerme de que no había ningún «vacío» que llenar (con una «onza» de chocolate que, seamos realistas, nunca era solo una). Fue extraño y casi milagroso..., como si mi cuerpo finalmente hubiese recibido el comunicado de que estaba satisfecho.

Todos estos años creyendo que no tenía fuerza de voluntad

y, en cuestión de minutos, me di cuenta de que no tenía mucho que ver con fuerza de voluntad sino con el permiso. Era simplemente el alivio de permitirme aquello que antes me prohibía.

Lo más impactante —y francamente cómico— fue ver cómo, casi como por arte de magia, eso que antes era «prohibido» y ocupaba el 90 por ciento de mi espacio mental dejó de tener tanto poder sobre mí. De repente, la tortilla, la pasta o incluso el chocolate pasaron de ser los protagonistas de mi historia a convertirse en algo tan emocionante como un plato de brócoli al vapor. (Obviamente me genera más ilusión lo primero, pero el nivel de urgencia desapareció al instante y algunas cosas dejaron de apetecerme solo por permitírmelas. Vamos, que se volvieron neutros).

La ironía, claro, es que lo que siempre pensé que debía evitar para no perder el control era lo que me estaba haciendo sentir fuera de control todo el tiempo. *Plot twist.*

El PERMISO = alivio y un destello de paz y esperanza

10

La fuerza de voluntad te levanta de la cama, pero no te aleja del postre

Entender ≠ aplicar

Puedes entender los conceptos que lees y dominar todas las preguntas del examen teórico, pero hasta que no estés por ejemplo en la carretera, sola, a punto de girar a la izquierda contra dos carriles de coches que parecen competir en Fórmula 1, no sabes conducir de verdad. (Como cuando aprendí a conducir en el estado de Virginia, donde mi examen práctico consistió en aparcar en un sitio de frente. Literalmente: de frente. Imagina lo bien que conduzco; casi tan bien como solía sentirme mal por comer carbohidratos por la noche). Es decir, puedes saberlo en teoría, pero la práctica es otra cosa.

De la misma manera, no puedes entender que dejar de prohibir ciertos alimentos pueda funcionar hasta que lo pones en práctica por un tiempo indefinido. *It's a work in progress* («proceso en desarrollo») y un *trial and error* («ensayo y error») que necesitas vivir y del que aprenderás con cada «error». Solo al experimentarlo de forma recurrente, a tu manera y con tus reacciones, te darás cuenta de lo que realmente significa comer sin restricciones. Porque una cosa es leer que «permitirte comer lo que antes considerabas prohibido puede traerte paz» y otra es enfrentarte a ese primer trozo de pizza sin sentir que acabas de romper la urna de cristal de tu queridísima bisabuela.

En lugar de pasar el tiempo intentando convencerte de que las versiones «healthy» te gustan casi tanto como temes las calorías o esforzándote día tras día por reprimir tus antojos y deseos naturales, se trata de encontrar un equilibrio: nutrir tu cuerpo mientras disfrutas de lo que comes.

El placer es el pilar fundamental de la alimentación intuitiva. Se trata de darte permiso **pleno** e **incondicional** (sin necesidad de «merecerlo» tras un día difícil o «ganártelo» yendo al gimnasio) para comer: desde esos alimentos que has etiquetado como prohibidos (chocolate, helado, patatas fritas, hamburguesas) hasta los que manejas con cautela (arroz, plátanos, frutos secos, por ejemplo) porque los puedas considerar como amenazas. Y, honestamente, ese permiso se extiende a cualquier tipo de comida, en cualquier cantidad, tanto como lo desees. Disfrutar de la comida se convierte en tu forma de nutrirte en tu día a día, no solo en algo reservado para una «comida trampa» o un «día trampa».

Flexibilidad, variedad y equilibrio son esenciales, pero siempre guiados por el placer. Esto no significa que tengas que pasar de un extremo —sentirte restringida e inhibida con cada comida— a esperar una experiencia gastronómica de estrella Michelin cada vez que comes o meriendas algo. No te decepciones si cada elección que haces no es algo digno de recordar.

De hecho, no tener claro lo que realmente quieres o por qué lo quieres durante esta etapa desordenada es parte de la ecuación. A veces dudas de si realmente deseas algo, si lo eliges solo porque ya no está prohibido o si lo que antes era «imprescindible» (como la lechuga) ahora parece haberse convertido en lo *prohibido*, como bien nos lo recuerda Christy Harrison en *Anti-Diet*.

Y está bien. A veces, hacer lo mejor que puedes con lo que tienes es suficiente. Es normal que las constantes dudas o atracción todavía descontrolada hacia esos alimentos prohibidos te hagan sentir descolocada. Lo único que te parece pedir el cuerpo es helado y da la impresión de que nunca llegará el día que te pida lentejas. Aparte de comer con descontrol, le añades pánico y ansiedad al menú. ¿Y si nunca vuelvo a comer saludablemente? ¿Y si lo único que mi cuerpo pide son dulces?

Bienvenida a la fase de luna de miel. ¿Por qué la llamo así? Esta etapa inicial parece el paraíso o un dulce escape: comes sin restricciones ni culpa por primera vez en mucho tiempo. Pero la llamo así sobre todo porque esta fase es temporal. Al igual que las mariposas en el estómago cuando tu pareja te coge de la mano por primera vez, ese sentimiento de «pase libre» desaparece con el tiempo.

Y, como ciertas lunas de miel, esta fase puede ser engañosa. Al igual que cuando empiezas una relación y solo ves el lado positivo de la persona, al comenzar a permitirte todos los alimentos podrías sentirte abrumada y pensar que lo que necesitas es **menos permiso y más restricción**. Sin embargo, esta etapa, lejos de ser un error, es una parte esencial del proceso.

Puede ser desconcertante, y quizá te sientas tentada a volver a las reglas y restricciones tan rápido como devoraste esos *brownies*. Pero esa sensación no es un signo de fracaso; es una clara señal de que necesitas seguir adelante. Porque la única forma de salir de este ciclo es atravesarlo. Lo que realmente necesitas no es más control ni más restricciones. Es más tiempo, con más permiso.

Tarde o temprano, los *brownies*, las patatas fritas o cualquier alimento que antes tenía un aura prohibida pierden su mística.

Es como cuando te compras unas botas nuevas que llevas ojeando meses y, durante días, son lo único que te pones porque te emocionan y te encantan. Pero después de unas semanas, esas mismas botas pasan de ser «el centro de tu universo» a ser un par más en tu armario. Siguen ahí, útiles y bonitas, pero ya no tienen ese brillo especial de cuando las estrenaste.

Incluso la primera vez que tu novio o novia te dice «te quiero» es una sensación mágica, llena de emoción y mariposas en el estómago. Pero, un par de años después, aunque sigue siendo bonito, ya no te genera esas mismas cosquillas en la tripa, por mucho que no lo des por hecho. Y no hay nada malo en eso; esa «pasión» se solidifica en algo eterno, al igual que esa urgencia se convierte en paz.

That, my friend, es la *habituación*. Y pasa con los alimentos que antes te prohibías, o con las sobras que ya no resultan tan apetecibles. Por ejemplo, pides pizza con toda la ilusión, pero los restos que guardas para después pierden su atractivo al día siguiente.

Y así es como tus alimentos prohibidos se convierten, simplemente, en alimentos. Pero no te preocupes, eso no significa que nunca volverás a tener un antojo ni que no lo vayas a volver a disfrutar. Simplemente significa que ya no tienen el control sobre ti. Y aunque sigas disfrutando de tus favoritos (porque el chocolate siempre será chocolate), esos alimentos pierden la carga emocional que los hacía parecer tan irresistibles. Y eso pasa cuando aplicas estas normas básicas:

1. **Permitirte todos los alimentos** y dejar de tener alimentos prohibidos.
2. **Darte pleno permiso** (incondicional) para comer y, por lo tanto, dejar de restringir.

Ya hemos explicado (y lo comprobarás por ti misma) que esto no significa comértelo todo a todas horas ni lanzarte a un buffet como si fueras a competir en un concurso de comer perritos calientes en Arkansas. Tampoco significa que, al dejar de tener alimentos prohibidos, estés condicionada a comerlos.

Permitir todos los alimentos significa tener la opción de elegir, en el momento, si quieres comer algo o no, sin que esté prohibido. No se trata de abrumarte e intentar devorar todos los alimentos previamente prohibidos de golpe, porque, seamos realistas, eso solo te haría sentir desbordada y probablemente terminaría en otro atracón, que es justo lo contrario a la intención inicial.

Permitir todos los alimentos significa dejar de pensar que hay algo que «no puedes» comer, soltar esa carga moral asociada a ciertos alimentos y darte la libertad de decidir en el momento, si realmente te apetece, o no, y si lo consideras una opción valiosa en ese instante. Eso sí, ojo: permitirte todos los alimentos no es lo mismo que darte unos días de libertad, notar que tu cuerpo sigue pidiendo pasta, chocolate, hamburguesas, pasteles o patatas fritas, y declarar dramáticamente (como lo hice yo) que eres «un caso perdido» porque «ya lo intentaste y no funcionó». Y porque te estés permitiendo lo que antes prohibías, no significa que debas dejar de usar la razón ni olvidar comer una variedad de alimentos nutritivos. Una cosa no quita la otra.

Después de años de estar en guerra con la comida, castigándote por comer algo dulce o alto en calorías y creyendo que tu valor como persona se ve comprometido por romper tus propias reglas alimentarias, es **completamente normal sentir un descontrol inicial al soltar las restricciones. Cuando das libertad a tu cuerpo, es lógico que te pida justo esos alimentos que has estado restringiendo física y mentalmente durante mucho tiempo.**

Tu cuerpo va a estar constantemente poniéndote a prueba, pidiéndote justo aquello que más te cuesta aceptar. Lo hará hasta que tanto este como tu mente **confíen plenamente** de nuevo en que este permiso es real, que no es algo temporal, ni un desliz, ni otro *cheat meal* extendido con una dieta esperando a la vuelta de la esquina. No se trata de nunca volver a querer esos alimentos, sino de no volver a sentirte fuera de control con ellos.

Y aquí te recomiendo **disfrutar del proceso** y recordarte que esto no es un «pase libre» para comer sin consciencia. En esta etapa de readaptación tómate el tiempo que necesites, ese tiempo es diferente para cada persona.

1. **Elige un alimento prohibido.** Sé específica: por ejemplo, helado Magnum de almendras en lugar de simplemente helado.
2. **Vuelve a introducirlo a tu ritmo.** Siéntate con ese alimento en un momento en que no tengas demasiada hambre ni estés muy llena, sin distracciones ni estrés adicional.

> 3. **Practica la habituación.** Haz las paces con ese alimento al experimentarlo conscientemente. Toma nota de cómo te sentiste antes, durante y después de comerlo. ¿Sabía como anticipabas? ¿Mejor, peor?
> 4. **Recuerda que el progreso no es lineal ni perfecto.** Habrá momentos en los que sentirás que has superado ese alimento, y otros en los que puedas volver a comerlo sin control. Eso no significa que hayas fallado, sino que aún estás aprendiendo.
> 5. **Sé paciente contigo misma.** Aprende de lo sucedido, no te juzgues y sigue adelante. Y sigue *pa'lante*, María.
>
> El propósito final es reconectar contigo misma, descubrir qué alimentos realmente te hacen sentir bien y cuáles (y en qué cantidades) no tanto para tomarlo en cuenta en tus próximas elecciones alimenticias.

Recuerda que el objetivo de comer de manera más intuitiva es **sentirte bien. Y comer *únicamente* «lo que te pide el cuerpo» tal vez no sea lo que te haga sentir mejor. Aquí es donde entran la lógica y la practicidad,** junto con la intuición de escuchar lo que realmente necesita tu cuerpo. No caigas en el todo o nada.

Eso es lo que acaba pasando cuando sabes que esos alimentos están permitidos y, por tanto, siempre estarán ahí (disponibles para disfrutarlos cuando quieras, sin necesidad de una excusa, sin tener que «ganarlos» ni justificar tu elección ni compensarlos). Simplemente los comes porque te apetece. Simplemente puedes decidir disfrutarlos o guardarlos para otro momento.

Y con esa «opción de elegir» llega el poder de tomar la decisión que sea adecuada para ti en cada momento, sin culpa ni presión. Esta libertad transforma por completo tu relación con la comida: comer deja de ser un evento cargado de ansiedad, urgencia o restricciones, y se convierte en una experiencia placentera, consciente y tranquila.

Ese es el verdadero regalo de la habituación: paz con la comida y con tu decisión. Y cuando hay paz hay capacidad de parar cuando te sientes satisfecha.

En mi caso, fue impactante darme cuenta del poder que tenía concederme permiso con la comida. De repente, esa urgencia constante —esa necesidad de querer algo pero sentir que debía resistirme— simplemente desapareció. Y lo mismo les ha pasado a varias clientas mías. Recuerdo que, después de nuestra primera sesión, una de ellas me escribió: «Isa, es muy fuerte. Simplemente diciéndome a mí misma que puedo comerlo, ya ni siquiera tengo ganas. Es como si se hubiera roto un hechizo de años».

No te preocupes, no es magia. Por supuesto, volvieron a las siguientes sesiones con nuevas dudas que miramos una por una, pero saliendo siempre con más claridad y capacidad para enfrentar los miedos, y poco a poco se sintieron más en paz con la comida de una manera que no habían experimentado en años.

11

Lo que tu cuerpo quiere que sepas

Imagina que tu cuerpo es como un coche: para llegar a tu destino, necesitas tener suficiente combustible. Es decir, necesitas darle suficiente energía (que obtienes de la comida y el sueño) para que funcione de manera óptima.

Pretender tener una relación sana con la comida sin cuidar de la base sólida elemental que necesita tu cuerpo sería como intentar viajar de Madrid a Sevilla con medio tanque de gasolina: no llegas. ¿Recuerdas los básicos que comentábamos en la primera parte del libro? Si no los cuidas, va a ser casi imposible identificar, y mucho menos escuchar, las señales de tu cuerpo (hambre, saciedad, etc.). Primero llena el tanque, luego nos preocupamos por los detalles, como ajustar los neumáticos o llevarlo al mecánico.

Primer paso: cubre lo básico

- **Come suficiente.** Sí, mucho más de 1.200 calorías (a menos que seas un hámster, eso no te alcanza, y tú eres una mujer adulta). Evidentemente, lo ideal sería incorporar un buen balance entre los tres macronutrientes en tu día a día, pero sin que se convierta en una obsesión ni cause más estrés. La verdad es que esto viene naturalmente una vez que estés más en paz con la comida. Por ahora, céntrate en comer **suficiente** para darle energía a tu cuerpo, intentando usar algo de lógica por el camino (antes de que te emociones: no, no estoy hablando de 2.000 calorías de dónuts, pero si la mayoría de lo que comes acaba siendo hidratos, pues es lo que hay… ¡por ahora!). Aquí no estamos buscando perfección, estamos buscando progreso.

- **Duerme lo suficiente.** Y lo dice alguien que (cree que) sabe lo que es «funcionar» en modo zombi. Muchas veces pasamos por alto que no dormir suficiente de forma crónica es básicamente una forma de tortura. Y cualquiera que lo haya vivido te lo puede confirmar. No dormir ya es suficiente para que tu cuerpo y mente entren en un estado crítico que muchas veces hacen hincapié en sentir más ansiedad con la comida. Lo que quiero es subrayar que la privación de sueño por sí sola puede ser suficiente para iniciar un efecto dominó de ansiedad, irritabilidad y emociones negativas. El sueño no es un lujo, es imprescindible, es básico. Sin él, todo se desajusta: tus emociones, tu energía, tus hormonas (como el cortisol, que afecta a tus señales de hambre y saciedad, entre otras). Así que antes de intentar arreglar cualquier otra cosa, asegúrate de estar durmiendo lo suficiente, descansando, desconectando y recargando a menudo. Si estás descansada, todo lo demás es más manejable. Y si no lo estás, es muy fácil que la vida se haga cuesta arriba, y muy difícil gestionar esa relación con la comida.

Lo mismo aplica al estrés y al cada vez más frecuente *burnout*. Ese sentimiento de desbordamiento absoluto, que si me preguntas a mí es resultado de no cumplir con estos básicos. Si lo analizamos más de cerca, suele ir de la mano de no dormir bien, no tener tiempo para ti, no poder descansar ni recargar, y vivir en modo supervivencia y automático durante **demasiado** tiempo. Tiene toda la lógica que esto interfiera con tus decisiones alimenticias y, por lo tanto, con tu relación con la comida.

Si tu cuerpo y mente no están bien nutridos, es mucho más difícil:

- **Identificar las señales de hambre,** ya que un cuerpo con una ingesta insuficiente de calorías carece de energía, lo que provoca una sensación constante de hambre.
- **Respetar las señales de saciedad,** ya que esta falta de energía general impide sentirse realmente satisfecho, aumentando el riesgo de comer en exceso.
- **Manejar el impulso,** ya que actúas en piloto automático en lugar de conectar con lo que realmente te comunica el cuerpo.

Y cuando tu cuerpo y mente están «desnutridos», las señales que te da no son muy fiables, ya que un cuerpo desnutrido se siente lleno con menos cantidad o, por el contrario, no se siente satisfecho incluso con más comida.

Solo cuando tu cuerpo está cuidado es eficiente trabajar en tu mentalidad. Esto es clave para evitar pensar que no tienes fuerza de voluntad, y caer en ciclos de atracones y restricciones.

No te obsesiones con que cada comida tenga un balance perfecto. Esto no va de perfeccionismo, sino de aprender a nutrir tu cuerpo de forma consciente y flexible. De entrada, enfócate en algo más simple:

- Sé más consciente en general de cómo estás comiendo.
- Piensa en el conjunto de lo que consumes a lo largo del día, no en cada comida como si fuera un examen.
- Intenta añadir proteína y/o grasas saludables a tus carbohidratos siempre que sea posible. (Al comer carbohidratos solos se dispara el azúcar en sangre, y de pronto ese pico se desploma dejándote con menos energía, es decir, más hambre poco después. Si los combinas con grasas y/o proteína, e incluso fibra, te dejan saciada más tiempo).

Lo importante es que disfrutes lo que comes y te tomes el tiempo para ralentizar, saborear y conectar con tu experiencia al comer.

> Hemos llegado a un punto clave: tenemos que comer *suficiente*, y **no «lo menos posible»**. Recuerda siempre implementar tus básicos antes de intentar «reparar tu metabolismo» o tu relación con la comida.

Segundo paso: afinando los detalles

Cuando las necesidades físicas están cubiertas (o sea, el tanque lleno, las ruedas infladas y tú lista para el viaje), es momento de trabajar en los ajustes finos. Piensa en esto como si fuera revisar el aceite del motor o alinear los neumáticos: no puedes hacer que tu coche funcione al cien por cien si la base no está sólida, pero ajustar estos detalles hará que llegues sin interrupciones a tu destino.

En el contexto de tu relación con la comida, este es el momento de profundizar en los aspectos emocionales: tus hábitos, creencias y patrones mentales. Aquí es donde empiezas a pulir, creando herramientas que te impulsan en lugar de dejarte atrapada en ciclos que te sabotean. Tras cubrir las necesidades básicas, es hora de prestar atención a tus señales internas, como tu intuición, y de usar la lógica.

- **Sé consciente.** Pregúntate: «¿Qué siento? ¿Es hambre de verdad? ¿Cuánta hambre tengo?», si no, «¿Qué necesito realmente?».
- **Usa la lógica.** Reflexiona: «¿Hace cuánto comí? ¿Qué fue lo último que comí? ¿Tiene sentido que sienta algo de hambre?». Sin juzgar. Simplemente observando.
- **Sé práctica.** Anticípate: «Puede que ahora no tenga hambre, pero dentro de unas horas quizá sí lo tendré y no podré comer, por lo cual decido nutrirme».

Tranquila, seguiremos profundizando en estos detalles para desterrar esa mentalidad de las dietas que nos reprime o controla en nuestro día a día.

12

Las reglas están hechas para romperse

El 10 de marzo de 2020, confinada, decidí llenar mi despensa con provisiones... Y, por primera vez, llenarla de todos mis alimentos prohibidos. Fue algo surrealista, porque estaba viendo esos alimentos desde una lente completamente distinta: la del permiso. Ya no eran «malos» ni «enemigos» (por muy consciente que fuera de los ingredientes y aditivos que llevan todos esos ultraprocesados, tuve que decidir ignorarlo). Total, cuando me daba atracones, no parecía importarme mucho que esos alimentos tuvieran esos ingredientes tan «prohibidos». Así que la idea de elegir comerlos conscientemente me dio algo más de control y paz.

Esa sensación de alivio trajo consigo otra: la de **responsabilidad**. Me recordó a algo que teníamos en la universidad: «The Honor Code» o «El código de honor». Antes de cada examen, teníamos que escribir en la hoja algo como: «Por mi honor de estudiante, prometo no dar ni recibir ninguna ayuda durante este examen». Me parecía increíble que confiaran en nosotros de esa manera, dejándonos solos en la sala para completar un examen, incluso que nos dejaran llevar el examen a casa y traerlo al día siguiente. Porque no era un juego de alumnos contra profesores ni una lucha interna sobre cómo copiar sin ser descubiertos. Nos daban esa confianza, y con ella surgía el deseo de honrarla y no romperla.

Lo mismo me pasaba con ese cajón lleno de alimentos prohibidos. Galletas, *cookies*, *chips*, todo tipo de chocolates, paquetes de golosinas... No olvidemos los helados en el congelador. Y todo eso sin poder salir a la calle, estando 24/7 tentados con ellos en el cajón de al lado. Me había dado el *honor* de tenerlos en casa, y no iba a violar esa confianza dándome un atracón. Por primera vez, el poder lo tenía yo, no los alimentos prohibidos.

Si tienes una regla probablemente te genere algo de satisfacción romperla.

En general, queremos lo que no podemos tener. Es un clásico, y se le llama *el efecto de la fruta prohibida*. Muchos estudios han demostrado el irresistible atractivo de aquello que nos está prohibido. Ya sabes, el típico caso: te gusta alguien que no parece interesado, y de repente esa persona se convierte en el equivalente humano de un diamante raro. Pero si algún día decide mostrar interés, piensas: «No, gracias, demasiado fácil». ¿Y qué me dices de los carteles de «No tocar» en el Museo del Prado? Haces tus cálculos para tapar la cámara con tu cuerpo y poner un dedo sobre la obra sin que nadie te vea. ¡Ja! O la maternidad, donde el desafío alcanza su máximo nivel. Le das a tu hija de dieciocho meses diez juguetes, todos más coloridos que el otro, pero el único que quiere es el mando de la tele que le has prohibido.

FOMO (*fear of missing out* o miedo a perderte algo)

Una vez estaba tranquilamente viendo una serie, disfrutando de mi paz interior, cuando llegó mi hermana con unos M&M's. La verdad, no me apetecían especialmente en ese momento, pero me dio el clásico FOMO (el no querer perdérmelo).

Así que, antes de que mi lógica pudiera intervenir, ya me había lanzado como si estuviera rescatando la última oferta del Black Friday. No iba a correr el riesgo de que se los acabara sin mi *debidísima* participación. Para rematar, me los comí a la velocidad de la luz, como si el disfrute fuera directamente proporcional a la cantidad ingerida, como si comer más que ella significase salir ganando. **Resulta que no funciona así.** De hecho, más bien salí perdiendo. Ella disfrutó su ración tranquila y feliz, como siempre, y yo terminé con el estómago pesado y la incómoda certeza de haber sido, una vez más, estafada por mi propia brillante lógica cuando se trata de alimentos prohibidos. Un talento, realmente.

Una de mis clientas tenía una dinámica parecida. Su apetito por las mañanas solía ser moderado (un yogur y listo), pero cuando volvía a su casa en Latinoamérica, le cocinaban tortas, platos salados y todo lo que la llevaba a su infancia. ¿Cómo no caer?

El mismo fenómeno suele activarse de vacaciones en un lugar nuevo. Por mucho que no me apetezca especialmente algo, de repente me encuentro devorando el típico plato del lugar como si fuera un deber cultural. Siento atracción hacia alimentos que sé que solo voy a poder disfrutar en ese momento, y de repente estoy en una cata no oficial de pasteles de todas las panaderías del pueblo.

Y no hablemos de los restaurantes. Porque no vas a desperdiciar una oportunidad de ceder ante un postre que juras no querer. Pero en un acto de absoluto sacrificio por los otros comensales, que son los que sí lo quieren, te animas con el típico «venga, una cucharada», que se convierte en el disimulo de querer tirarte encima y lamer el plato.

¿Te suena esa sensación de aprovecha mientras puedas? Comer más cantidad o más rápido no garantiza una mayor satisfacción. De hecho, cuanto más lento comes, más presente estás, más saboreas y más atención prestas a los detalles que realmente hacen que disfrutes de la comida. Por ejemplo, puedes notar cómo el sabor explosivo del primer bocado empieza a disminuir a medida que sigues comiendo porque tus papilas gustativas se acostumbran.

Cuando te das cuenta de esto —que el primer bocado no sabe igual que el último— y lo combinas con la tranquilidad de saber que siempre puedes comer más después si te apetece, todo cambia. Ya no se siente como un «ahora o nunca», ni un «todo o nada». Tienes permiso incondicional para comer lo que quieras, cuando realmente lo quieras. Con eso se vuelve mucho más fácil pausar o dejar de comer algo, porque ¿para qué seguir comiendo si ya no te sabe tan bien como imaginabas?

Especialmente cuando sabes que, si dentro de unos cinco, o veinte minutos, un par de horas o incluso el día siguiente te vuelven las ganas, puedes comerlo otra vez. No hay presión, no hay culpa, solo la tranquilidad de elegir lo que realmente quieres (intentando siempre serles fiel a tus señales de hambre para así poder disfrutar mejor) en el momento que lo quieres. Comer deja de ser una carrera contra el tiempo y se convierte en una experiencia que disfrutas con calma.

De la misma manera, se vuelve casi imposible dejar de comer algo si sientes que está a punto de desaparecer para siempre o que será prohibido de nuevo en cuanto termines esta experiencia de comer. Esa mentalidad genera una urgencia aplastante: el famoso «ahora o nunca».

La sensación de descontrol al comer algo no es más que el reflejo de la prohibición. Volvemos al permiso. Puede que no sea una prohibición física («nunca puedes comer esto»), pero sí mental: aunque te lo permitas, tu mente está en modo alarma, diciéndote cosas como: «No debería», «estoy fallando», «voy a pagar por esto después», o «soy un desastre».

Por eso el permiso con la alimentación tiene que ser completo, **tanto físico como mental**. No se trata solo de permitirte comer algo, sino de permitirte tenerlo en casa, y en abundancia. Por ejemplo, tener tus *cookies* favoritas disponibles no como un premio especial que solo aparece una vez al mes, sino como algo que sabes que estará ahí cuando quieras.

Eso sí, este proceso es personal y debe ir a tu ritmo. Intentar permitirte todos los alimentos prohibidos de golpe puede ser abrumador y contraproducente, generando el efecto contrario: el caos y los atracones que tanto quieres evitar. Es mejor hacerlo de manera gradual, eligiendo un alimento prohibido a la vez y trabajando en normalizarlo sin prisas.

Un detalle importante: si solo tienes un paquete de tus *cookies* favoritas, es probable que eso active la sensación de escasez. «¿Y si no hay más? ¿Qué pasa si las termino? ¿Cuánto tiempo tendré que esperar para volver a comerlas?». Esa mentalidad te lleva a querer comer más rápido o a terminar el paquete de una vez. Por eso, puede ser útil asegurarte de tener una cantidad suficiente, algo que te diga que hay de sobra, de forma que no sientas la necesidad de tomarlas todas de una sola sentada.

El objetivo no es comer más, evidentemente, sino disminuir ese pánico de que pronto se acabará y eliminar esa urgencia que te desconecta de lo que realmente necesitas. Poco a poco, normalizarás y neutralizarás esos alimentos y te darás cuenta de que puedes disfrutarlos sin la presión de ahora o nunca. Y más bien prefieres guardarlos para un momento donde sabes que lo disfrutarás mejor.

13

La fuerza de voluntad: poderosa, pero no para todo

El mito de la fuerza de voluntad

La cultura de la dieta no solo nos rodea, sino que además se basa en mitos falsos. Uno de ellos es el de la fuerza de voluntad. No es que no la tengas; es que la restricción va en contra de tu propia biología: la restricción de calorías es interpretada por tu cuerpo como una amenaza (aunque sea voluntaria). Y tu cuerpo está diseñado para hacer todo lo que puede para sobrevivir, lo que incluye defenderse de cualquier señal de peligro de inanición, por muy intencional que sea.

Cuando restringes tu ingesta de alimentos, los centros hipotalámicos relacionados con la alimentación y la saciedad, repletos de receptores para neurotransmisores y hormonas que regulan e influyen en la conducta alimentaria, activan una alerta roja en todo tu organismo: «Necesitamos combustible y, además, debemos conservarlo a toda costa». ¿Qué posibilidades tiene la fuerza de voluntad frente al instinto de supervivencia? Pocas.

Eso sucede a nivel fisiológico; a nivel psicológico pasa algo parecido: la rebeldía contra las normas es una respuesta natural de una mente saludable.

Cuando sucede esto, poco tiene que hacer la fuerza de voluntad contra un cerebro y un cuerpo que *exigen* aquello que les estás restringiendo (calorías o grupos de alimentos o incluso un alimento favorito prohibido). Quieren nutrirte y sobrevivir. Es como emplear la voluntad para aguantar la respiración, ¡cuando ya no puedes aguantar más, la siguiente inspiración será exagerada!

La fuerza de voluntad es una herramienta muy peculiar. Es esa vocecita interna que te dice: «Apaga la tele y ponte a trabajar» cuando todo lo que quieres es ver otro capítulo de esa serie que juraste no empezar. Nos permite actuar en coherencia con lógica y valores. Nos ayuda a comportarnos como seres humanos decentes, capaces de coexistir en un entorno funcional, donde resistimos la tentación (o, mejor dicho, la excusa de aprovechar cualquier oportunidad) de felicitar a nuestro ex por el Día Internacional del Gato, por ejemplo.

Gracias a ella, podemos alinear nuestras intenciones con nuestras aspiraciones y tomar decisiones que nos benefician a largo plazo. Es lo que te impulsa a apagar el móvil (por quinta vez) y centrarte en tus prioridades, como estudiar para un examen. Fomenta la responsabilidad, como cuando decides que «cinco minutos más» en la cama es una trampa, y te impulsa a levantarte para cumplir con tus compromisos incluso cuando preferimos no hacerlo.

Además, la fuerza de voluntad es la que nos permite autorregularnos. Es la razón por la que no le lanzas el teclado a tu compañero de trabajo cuando hace *esa cosa* que te irrita tanto. También nos ayuda a contener impulsos y emociones destructivas

LA FUERZA DE VOLUNTAD

como la ira, el drama interno o esa tentación de convertir un problema menor en una telenovela de alto presupuesto.

En muchos sentidos, la fuerza de voluntad nos diferencia de los animales o de los niños pequeños que todavía no han aprendido a medir, valorar ni considerar las consecuencias. Así que sí, la fuerza de voluntad nos permite comportarnos con consideración hacia nosotras mismas y hacia los demás. Y si bien no siempre la usamos, cuando lo hacemos nos convertimos en esa versión de nosotras que incluso nos cae bien.

La fuerza de voluntad depende de una combinación de factores internos y externos que influyen en nuestra capacidad para ejercer autocontrol y tomar decisiones alineadas con nuestras metas y valores. **Un entorno de estrés, la falta de sueño, nutrientes o energía puede llevar a nuestro cerebro a priorizar respuestas rápidas en lugar de decisiones conscientes y reflexivas.**

Por último, el simple hecho de sentir que nuestras decisiones son *propias*, y no impuestas, hace que ese «autocontrol» sea más factible, aumentando la motivación para mantener nuestras metas y valores. Por lo tanto, se vuelve más fácil elegir no tomar algo que te sienta mal, por ejemplo, cuando vemos que nuestras decisiones son auténticas, conectadas y no forzadas ni automáticas. Por lo cual, no se trata de un problema de fuerza de voluntad, sino de crear un entorno y una mentalidad que faciliten tomar decisiones alineadas con lo que realmente necesitamos.

Ahora bien, aunque hay otros impulsos que podemos manejar con fuerza de voluntad, como resistir la tentación de procrastinar o mantener una rutina, **el hambre es una necesidad biológica y psicológica primaria.** (A diferencia de otras formas de autocontrol, como resistir la procrastinación, el hambre activa regiones del cerebro asociadas con la supervivencia, haciendo que sea biológicamente imposible ignorarla a largo plazo, según A. P. Goldstone, entre otros, en «Neural Mechanisms of Hunger and Satiety in Humans»). Comer es indispensable para la supervivencia, y nuestro cuerpo está diseñado para priorizarlo por encima de cualquier otra cosa.

Cuando intentamos «controlar» el hambre con reglas externas, como prohibirnos grupos de alimentos por miedo a engordar, la fuerza de voluntad suele fallar porque estamos luchando contra nuestra propia naturaleza, que nos pide nutrirnos. Y, por otro lado, tenemos el deseo de disfrutar de ciertos alimentos que es igualmente natural y una parte inherente de ser humano. No podemos ignorar ni reprimir ese aspecto de nuestra naturaleza.

Sin embargo, cuando la decisión proviene de nosotras mismas, basada en la practicidad o la intuición desde un lugar de conciencia y bienestar —porque realmente no queremos ese alimento o sabemos que no nos hará sentir bien—, deja de ser una batalla, porque ya no estamos luchando contra nuestros deseos o nuestra naturaleza. Esa elección ya no requiere fuerza de voluntad, puesto que surge de un lugar auténtico, no basado en reglas externas ni restricciones, sino en lo que verdaderamente nos beneficia en ese momento.

El impulso de comer es biológico, esencial e innegociable

El hambre es una necesidad biológica y psicológica primaria. Comer es indispensable para la supervivencia, y nuestro cuerpo está diseñado para priorizarlo por encima de cualquier otra cosa. Es tan básico como respirar.

Cuando intentas restringir lo que comes, tu cuerpo y tu mente perciben esta limitación como una amenaza de inanición y activan mecanismos para garantizar tu supervivencia. Para Michael R. Lowe y Allen S. Levine: «La restricción dietética genera un ciclo de hambre emocional, donde la privación percibida intensifica los impulsos de comer y la búsqueda de alimentos densos en energía».

La biología de la restricción: qué ocurre a nivel físico

Por una parte, aumenta los pensamientos sobre la comida, que suelen traducirse en antojos intensos. Y no es casualidad que estos antojos se dirijan hacia carbohidratos y azúcares. Los carbohidratos son la fuente de energía preferida del cuerpo, pues se convierten más rápidamente en combustible. Aunque sea voluntaria, tu cuerpo detecta la falta de alimentos como un riesgo. Según Tribole y Resch, la restricción está percibida como inanición y se activa la producción del neuropéptido Y (NPY), un neurotransmisor que envía una orden clara: «¡Necesitamos carbohidratos ahora!». Durante la noche, tus reservas se agotan de forma natural. Por eso, por la mañana, los niveles de NPY son más altos con el fin de enviarte señales que te aseguren que comas algo para recargar tu energía. Si te saltas el desayuno o evitas los carbohidratos en la comida o cena, los niveles de NPY aumentan aún más, lo que explica la intensificación de los antojos incontrolables. En otras palabras, si comes más carbohidratos, se te antojarán menos carbohidratos. Por otra parte, comer carbohidratos estimula la producción de serotonina, un neurotransmisor que regula el apetito y genera bienestar. Cuando los evitas, tu cuerpo no solo lucha por reponer energía, sino también por estabilizar tu estado de ánimo. No es de extrañar que no se nos antoje un brócoli, sino unas galletas.

A NIVEL EMOCIONAL: LA REBELIÓN ALIMENTARIA

Tu mente tampoco se lo toma muy bien cuando siente que estás limitando su **autonomía** al no hacerle caso y seguir reglas externas que te privan de lo que te gusta o lo que necesitas. Entonces se activa un «mecanismo de autopreservación»: la **rebelión**, para demostrar que puede retomar las riendas.

Cuando te prohíbes un alimento se vuelve algo más irresistible, y la restricción solo aumenta su atractivo. El resultado es un ciclo:

restricción → obsesión por la comida → atracón → culpa → más restricción

Este ciclo no solo genera descontrol, sino que **refuerza la idea errónea** de que te falta fuerza de voluntad; es su manera de restablecer esa sensación de autonomía.

La fuerza de voluntad es efectiva en acciones que tienen un objetivo claro a corto plazo y es más fácil ver la conexión entre el esfuerzo y el beneficio inmediato. Pero con la alimentación es diferente. No es un hábito opcional, sino una necesidad constante que está regulada por mecanismos biológicos y emocionales profundamente arraigados. Intentar gestionarla únicamente con fuerza de voluntad es insostenible, porque no es un esfuerzo temporal, sino continuo. Y va en contra de tu naturaleza biológica.

Por ejemplo, resistir la tentación de comer un postre (cuando ya estás luchando con una alimentación desequilibrada) no es lo mismo que decidir no acostarte tarde una noche. Mientras que la segunda es una decisión puntual con un beneficio a corto plazo, la primera activa tus mecanismos de supervivencia y depende de varios otros factores como tu relación con la comida, lo que convierte la resistencia en una lucha desigual.

- **A nivel físico:** aumentan pensamientos sobre comida a través de la producción de NPY.
- **A nivel psicológico:**
  – Estás luchando contra tu instinto de tener autonomía.
  – La fuerza de voluntad funciona con metas puntuales, no con la alimentación que es «una fuerza mayor».
  – No tiene tanto que ver con tu fuerza de voluntad como con la restricción física y mental.

14

Dame azúcar, dame drama

Ya que hablamos de fuerza de voluntad, es posible que te estés preguntando si existe la adicción a la comida (y al temible azúcar). Veamos lo que dicen quienes más han estudiado la eterna pregunta de si los alimentos generan adicción. Evelyn Tribole y Elyse Resch, en su mencionada obra *Alimentación intuitiva*, destacan que el permiso incondicional de comer es fundamental para romper el ciclo de la supuesta adicción a la comida, que no es una adicción real en el sentido clínico, como ocurre con sustancias químicas como las drogas o el alcohol. A diferencia de estas, los alimentos no generan dependencia física ni provocan síntomas de abstinencia físicas. La sensación de descontrol frente a ciertos alimentos no se debe a una necesidad biológica incontrolable, sino a las reglas restrictivas que nosotros mismas nos imponemos, alimentadas por la cultura de la dieta.

La doctora Michelle May cuestiona en *Eat What You Love, Love What You Eat* la idea de que los alimentos, en concreto el azúcar o los carbohidratos, sean inherentemente adictivos. Según May, lo que a menudo se percibe como adicción no es más que una sensación de descontrol generada por restricciones alimentarias y culpa. Argumenta que cuando limitamos ciertos alimentos, creamos una mentalidad de escasez que intensifica el deseo por esos mismos alimentos, generando episodios de consumo compulsivo. No es una adicción, sino una respuesta psicológica a la prohibición.

Por su parte, la nutricionista Christy Harrison, autora de *Anti-Diet*, argumenta que los estudios que respaldan la idea de que los alimentos son adictivos están malinterpretados o son poco concluyentes. Por ejemplo, los efectuados en ratas a menudo **ignoran el componente social y emocional del consumo humano**. En realidad, las respuestas compulsivas a ciertos alimentos **suelen desaparecer cuando se elimina la restricción**. «Cualquier comportamiento similar a una adicción relacionado con el azúcar ocurre **únicamente** cuando los animales tienen acceso **intermitente** al azúcar, **no cuando se les permite consumir tanto como deseen en cualquier momento**. Solo cuando los animales son privados periódicamente del azúcar comen de una manera que podría parecer o sentirse adictiva. Es la privación, no las propiedades químicas del alimento en sí, lo que impulsa los episodios de consumo excesivo».

Para respaldar esto, Harrison hace referencia a un estudio titulado «Brain Response to Food Stimulation in Obese, Normal Weight, and Successful Weight Loss Maintainers», publicado en *Obesity* (2012): «Mientras que los defensores de la teoría de la adicción al azúcar suelen señalar que los alimentos procesados están diseñados para alcanzar un punto de felicidad perfecto de dulzura que supuestamente los hace irresistibles para los centros de recompensa en nuestro cerebro, las investigaciones han demostrado que **solo las personas que hacen dieta** experimentan una activación significativa de las regiones cerebrales asociadas con la recompensa en respuesta a los alimentos dulces. Por el contrario, los cerebros de quienes no hacen dieta parecen mantenerse relativamente indiferentes al azúcar».

Aunque los alimentos dulces pueden ser altamente deseables, la idea de que producen una adicción física como las drogas es un malentendido. La doctora Marion Nestle (profesora de Nutrición, Estudios Alimentarios y Salud) afirma que la percepción de adicción a los alimentos suele estar más relacionada con campañas de marketing y el entorno alimentario que con una verdadera dependencia biológica.

Por último, Adele Davis, una de las nutricionistas más influyentes del siglo XX, no abordó directamente el concepto de «adicción alimentaria», pero argumentaba que el consumo excesivo de alimentos procesados y azucarados no era un defecto de carácter ni una adicción, sino una **respuesta a la mala alimentación**. Según Davis, estos alimentos carecen de los nutrientes necesarios para satisfacer al cuerpo. Lo que podría llevar a querer más, y resultar en un consumo descontrolado que parece «adictivo». En lugar de culpar al individuo, su enfoque sugería que estos comportamientos son resultado de desequilibrios nutricionales, hambre emocional y el impacto de los ultraprocesados, y que pueden *corregirse* mediante una relación más *nutritiva y equilibrada* con la comida.

El quid de la cuestión no es que sea o no científicamente «adictivo», el resultado práctico es el mismo: muchas personas se consideran y se sienten adictas al azúcar. Lo que está claro es que no se trata únicamente de química, sino también de componentes sociales, emocionales y psicológicos.

Por ejemplo, Tribole y Resch explican que en varios estudios sobre la conducta alimentaria compulsiva, en los que se permitió a los participantes comer los alimentos «prohibidos» como parte del tratamiento, los atracones disminuyeron de forma considerable en todos los casos. Si la adicción a la comida fuera realmente un problema, no esperaríamos estos resultados. Según la teoría de la adicción, el consumo de alimentos considerados «adictivos» debería haber llevado a más atracones, pero en realidad ocurrió lo contrario. En lugar de aumentar los atracones, resultó en una disminución significativa de los episodios de comer en exceso.

Por otra parte, quienes tienen una relación sana con la comida pueden consumir esos mismos ingredientes sin sentirse fuera de control. Esto respalda la idea de que no es el ingrediente en sí el problema, sino la relación que tenemos con él. Por lo visto, mientras más te permites disfrutar de esos alimentos, menos te acaban apeteciendo a largo plazo. Según Tribole y Resch, también se podría argumentar que ciertos receptores activan el sistema de recompensa del cerebro, liberando dopamina, al consumir azúcar, al igual que cuando se consumen drogas, pero esos mismos receptores también se activan con cualquier acto que te genere felicidad, como abrazar, escuchar música o hacer el amor, entre otros. Esto indica que la activación de los receptores de dopamina no es exclusiva del consumo de azúcar o de sustancias adictivas, sino que es una respuesta generalizada a diversas experiencias placenteras.

Cuando dejas de ver ciertos alimentos como enemigos, sucede algo sorprendente: recuperas el control, no porque te obligues a ello, sino porque ya no sientes la necesidad de rebelarte. Mi objetivo con esto no es contrariarte, sino **ofrecerte la esperanza de saber que existe una solución que tal vez no habías considerado posible, que te permite actuar al respecto, en lugar de sentir que estás condenada a luchar contra ello por el resto de tu vida.**

El efecto recompensa

Mi conclusión respecto a todo lo dicho es, sin duda, que si estás en un extremo del espectro **restringiendo** alimentos constantemente es inevitable que, a nivel emocional y psicológico, te sientas más atraída hacia ellos. Cuanto más los prohíbes, mayor es el efecto recompensa cuando finalmente decides consumirlos o cedes a la presión. Si los consumes, tu cerebro lo interpretará como una recompensa exagerada, casi como un premio; la sensación de satisfacción es desproporcionadamente intensa, más explosiva. Es tan reconfortante que a menudo se confunde con adicción, pero no proviene del alimento en sí, sino del grado en el que ha sido restringido. Es una respuesta emocional y psicológica a la privación.

Por otro lado, si estás **atrapada en un ciclo de atracones** de alimentos ultraprocesados, también existe una explicación biológica. Consumir repetidamente grandes cantidades de azúcares procesados, aditivos y aceites refinados puede alterar tu microbiota intestinal, favoreciendo el crecimiento de bacterias «malas» que envían señales a tu cerebro para que pidas más de esos mismos alimentos que las alimentan. Esto también es tirarle gasolina al fuego.

Eso dicho. Como afirma Christy Harrison, si una persona está consumiendo alimentos ultraprocesados en exceso, de manera descontrolada y recurrente, esto podría ser una señal clara de que hay una causa subyacente que está impulsando este comportamiento. Podría haber algo en su vida que no se está gestionando adecuadamente, como el estrés, la ansiedad o algún otro problema emocional. En otras palabras, el comportamiento de comer en exceso es solo un síntoma, no la causa principal, por mucho que podríamos argumentar que la microbiota juega un papel en este proceso, no es LA CAUSA.

En ambos casos, el descontrol —ya sea por prohibición extrema o exceso continuo, o una combinación de los dos— se retroalimenta. La clave está en abordar el tema de forma integral, considerando tanto el factor biológico (los efectos químicos y fisiológicos de un consumo excesivo de azúcar y ultraprocesados en el cuerpo), como el emocional, psicológico y social (las restricciones mentales crónicas y su impacto).

Por el contrario, cuando un alimento está permitido de forma incondicional, cuando sabes que puedes comerlo en cualquier momento y en la cantidad que desees, deja de ser prohibido, tabú o especial. Pierde ese halo de tentación. Su «magia prohibida» se desvanece. Y el placer que solía parecer desbordante se convierte en una experiencia normal y moderada.

Al saber que puedes comerlo en cualquier momento y en la cantidad que desees, desaparece la urgencia. El factor de recompensa disminuye drásticamente, y con ello, también lo hace la sensación de pérdida de control. *Et voilà*: resulta que nunca fue una adicción, sino una respuesta natural a la prohibición.

La sensación de adicción es real

Eso dicho, me gustaría reconocer que esa **sensación** de adicción a ciertos alimentos, especialmente al azúcar, **es muy real**. Si alguna vez te has sentido así, has de saber que no estás sola. Pero también quiero que sepas algo aún más importante: puedes darle la vuelta a la tortilla. No estás rota, y no eres adicta a tu alimento prohibido, ni al azúcar, ni a los carbohidratos. Esa sensación de descontrol con la comida es frustrante, agotadora y, muchas veces, desesperante. Te hace sentir que no tienes opción, que todo está fuera de tu control. Lo entiendo porque yo también lo pensaba.

En mi caso, la solución que parecía más lógica (o al menos la que me vendía la cultura de las dietas) era eliminar el azúcar de mi vida por completo. ¿El razonamiento? Si no estaba al alcance, no habría problema, ¿verdad? Claro, eso funcionaría... si viviera en una burbuja. Pero ¿qué pasa cuando sales de tu burbuja y te encuentras con una tarta, unas galletas o unas golosinas? Ahí es donde todo se tambalea. Lo único que queda es la esperanza de no caer... y la certeza de que solo es cuestión de tiempo hacerlo. ¿Y qué me soluciona eso?

Mis alternativas tampoco eran mejores. Intenté subirme al tren de la dieta keto para «combatir mis ganas de carbohidratos» (porque claro, quién necesita pan cuando puedes comer beicon, ¿no?) o practicar el ayuno intermitente con la esperanza de que mis antojos mágicamente desaparecieran. Aunque si somos honestas, lo de «es para dormir mejor» era solo una excusa elegante para encubrir lo que realmente buscaba: quitarme calorías.

En mi experiencia, si estás luchando con tu relación con la comida y tu cuerpo, el ayuno, en cualquiera de sus formas, puede no ser la estrategia más favorable, por el momento. No estoy diciendo que no tenga beneficios; la ciencia ha demostrado que el ayuno puede ser muy poderoso en ciertos contextos y para ciertas personas, en momentos adecuados. Por ejemplo, para mujeres, de lo que he investigado podría ser más razonable saltarse la cena en lugar del desayuno y adaptar el ayuno al ciclo menstrual, es decir, hacerlo en la fase lútea, según sostiene

Mindy Pelz en *Ayunar para sanar*. Sin embargo, cuando el objetivo es mejorar tu comportamiento y relación con la comida, mi recomendación sería esperar a sentirte realmente en paz con ella (pero de verdad, no como cuando nos autoconvencemos de que tenemos una relación sana simplemente porque es *menos tóxica que antes*) antes de explorar estas estrategias, o de considerar si es necesario para ti. O como siempre, hablarlo con tu médico, que tiene más datos sobre ti, ya que yo no soy experta en esto.

Mi otra idea brillante fue prohibir todos mis alimentos favoritos en casa. Recuerdo que los tiré a la basura con una mezcla de determinación y desesperación, decidida a «evitar la tentación a toda costa». Me aferraba a esa frase mítica que tantas veces escuché: «Si consigues quitártelos unos días, llega un punto en que ni los quieres». Supuestamente, tu sistema y tus papilas gustativas se «reeducan» para no necesitarlos. Pero en mi caso, no se trataba de reeducar mis papilas gustativas, sino de enfrentar lo que realmente estaba pasando. Cuanto más me prohibía algo, más pensaba en ello. Secretamente, incluso me gustaba restringirlo porque fantaseaba con la próxima vez que me encontrara cara a cara con esos alimentos. Como si fuera planeado desde el principio.

Incluso si intentaba «engañar» a mis antojos con frutas, siempre llegaba ese momento inevitable: una cena, un cumpleaños, un evento... y «volvía a caer». Ahí fue cuando entendí que la solución no era evitarlos, porque esa estrategia solo funcionaba... hasta que dejaba de hacerlo.

La clave no era eliminar los dulces; esa era solo una forma de evitar enfrentarme a ellos. La verdadera solución estaba en mirarlos de frente, en tener el poder de elegir no comerlos, pero no desde la represión, sino desde la libertad. Se trataba de llegar al punto en que los dulces no tuvieran poder sobre mí, en que su presencia no desencadenara una batalla interna. Y esto, para mi sorpresa, no tenía nada que ver con la fuerza de voluntad.

Ahora lo veo con claridad, y como entiendo el concepto puedo ponerle nombre, pero en aquel momento, si alguien me hubiera hablado de «escasez», habría pensado en situaciones extremas, como guerras o hambrunas, en estanterías vacías en los supermercados. Sin embargo, la escasez de la que hablo no es física, sino mental. Es la sensación constante de que «no se puede» o «no se debe». Esa mentalidad es la que desencadenaba mi sensación de urgencia y pérdida de control, haciéndome sentir como si el azúcar fuera mi enemigo, cuando en realidad lo era mi *mindset* (o mentalidad).

Al cambiar nuestra mentalidad y trabajar en nuestra relación con la comida, podemos romper ese ciclo. Si no fuera así, las personas que sanan su relación con los alimentos no experimentarían un patrón tan claro: cuanto más me lo permito, menos lo deseo.

Esto, por supuesto, no ocurre de inmediato; llegar a ese punto lleva tiempo. Aquí radica el verdadero reto: salir de nuestra zona de confort da miedo. Lo desconocido puede intimidar, y aventurarte a permitir alimentos que sientes que te generan descontrol puede parecer tanto un experimento ligero como un enfrentamiento con tus mayores miedos. Pero esos temores que te frenan son precisamente los que necesitas desafiar.

- **¿Y si gano peso?** Entiendo esa frustración, pero ¿y si en el proceso ganas calidad de vida? Siempre puedes volver a una dieta si eso es lo que necesitas, pero probablemente lo que más temes no es abandonar una dieta, sino empezar otra.

- **¿Y si no consigo parar?** Es un miedo común, pero ¿y si lo permites el tiempo suficiente para que esos alimentos pierdan su poder? Cuando dejas de restringirlos, el deseo urgente comienza a disiparse.
- **¿Y si al principio me va bien, pero luego vuelvo a «caer»?** Ten claro que el progreso no es lineal. Redefine tu definición de «bien» y «caer». Ten en mente que cada «caída» es solo *feedback*.
- **¿Y si estoy siendo insana durante demasiado tiempo?** Obsesionarte con comer «correctamente» y vivir en constante alerta tampoco es saludable. Si tu intento de ser más *healthy* te genera ansiedad y afecta a tu vida personal, emocional y social, entonces no es tan *healthy*. El miedo constante a comer «lo equivocado» puede ser igual o más perjudicial que cualquier consumo alimenticio.
- **¿Y si realmente me siento adicta?** Es válido sentir eso; yo misma habría jurado lo mismo. Pero ¿y si te permites considerar otra perspectiva? A menudo nos resistimos a cambiar aquello que nos niega la identidad que teníamos durante mucho tiempo, pero abrirte a una nueva forma de ver las cosas puede ser liberador, especialmente si te ayuda a soltar creencias que justifican hábitos que no te hacen bien.

Sanar tu relación con la comida no es un camino sencillo ni exento de desafíos, pero sí lleno de recompensas. Requiere paciencia, autocompasión y el coraje de enfrentar tus miedos. Solo al hacerlo puedes liberarte del control que la comida tiene sobre ti y reconectar con ella de una forma más plena y equilibrada.

15

«Mantén a tus amigos cerca y a tus enemigos más cerca aún»

Nunca me ha gustado esa frase; siempre me ha parecido retorcida. En parte, porque no considero que tenga enemigos y, si los tuviera, la última idea que me seduciría sería mantenerlos cerca, la verdad. Yo solo quiero lo que me aporte o me enseñe en la vida. Sin embargo, cuando pienso en cómo demonizamos al azúcar (algo totalmente entendible, pero ineficaz), irónicamente, en este caso, podría encontrarle algo de sentido.

Si quieres dejar de darte atracones con tus alimentos favoritos, parecería lógico alejarlos, ¿no? Pues resulta que lo contrario es lo que parece más rentable. Ya hemos comprobado que alejarlos contribuye a hacerlos más atractivos, incluso más irresistibles. No queda otra que probar lo opuesto: abrazarlos, tenerlos en abundancia, integrarlos de forma natural y permitirles ser una opción más en tu vida. Porque cuando dejas de temerlos pierden su poder sobre ti. El azúcar no necesita ser tu amigo ni tu enemigo; solo necesita ocupar el lugar que le corresponde: el de una parte más de tu relación equilibrada con la comida. Dejar de pensar en los alimentos como enemigos y darles la bienvenida sin culpa ni miedo es lo que finalmente les quita su poder. Esa neutralidad es lo que transforma tu relación con ellos y te libera del ciclo de atracones. ¿Y cómo se empieza? Aquí es donde es importante cambiar tu **lenguaje**.

Ni bueno ni malo.

Desde pequeñas, interiorizamos la idea de que ciertos alimentos son «buenos» o «malos» (obviamente con las mejores intenciones de quienes buscan que nos alimentemos con opciones ricas en vitaminas, minerales, fibra, proteínas y demás nutrientes esenciales). Sin embargo, categorizar los alimentos de esta manera es una visión simplista y limitada que no considera los múltiples factores que forman parte de una vida sana y plena.

Yo creo que incluso el azúcar o los ultraprocesados pueden formar parte de una dieta equilibrada y una vida saludable. (Personalmente, me gustaría saber que puedo disfrutar de un postre todos los días de mi vida y hacerlo con plena intención, conciencia y placer). Siempre y cuando tú tengas el control sobre ellos, y no al revés. En ese caso, se convierten en algo puntual, no en la norma ni de tu menú diario.

La alimentación no es solo nutrición, ni medicina, ni calorías; también es experiencia, confort, placer, ritual, celebración, conexión y mucho más. Es una forma de conectar con nosotros mismos y con los demás, de honrar tradiciones y de disfrutar los pequeños momentos. De descubrir culturas. Reducirla a una lista de «permitido» y «prohibido» despoja a la comida de su humanidad y la convierte en una fuente de culpa y ansiedad, cuando debería ser una parte rica y armoniosa de nuestra vida.

La cultura de las dietas nos ha enseñado a etiquetar los alimentos como «limpios» o «veneno». Al hacerlo, les asignamos un valor moral y emocional. Cuando creemos que algo es «malo» y lo hacemos, nos sentimos culpables, como si necesitáramos compensar o asumir responsabilidad por ello. Pero en este contexto, esa culpa no lleva a ningún beneficio real; en cambio, alimenta un ciclo vicioso: sentimos arrepentimiento y vergüenza, nos castigamos, intentamos compensar, nos sentimos privados, caemos en un atracón, volvemos a sentir culpa, y el ciclo se repite con más disciplina y restricción autoimpuesta.

Nuestras palabras tienen un poder mucho mayor del que imaginamos, y un cambio tan simple como dejar de usar un lenguaje moralizante para describir los alimentos puede ser **un primer paso clave para salir del ciclo de la culpa.** Por supuesto que, desde un enfoque nutricional, el brócoli **no** es lo mismo que un *brownie*. Pero la idea es hacerles equivalentes a nivel emocional para que dejes de caer en el ciclo de la culpa. Al eliminar etiquetas como «bueno» o «malo», reducimos la carga emocional asociada a la comida, comenzamos a ver los alimentos de manera más neutral. Esto nos permite desarrollar una relación más sana y equilibrada con lo que comemos, tomando decisiones basadas en nuestra intuición y necesidades, en lugar de caer en el «rendirse» o la *incapacidad de resistir*.

Hablemos del elefante en la habitación: el tan amado y odiado azúcar. Ya sé lo que estás pensando: «El azúcar es veneno». Pero también es parte de recuerdos compartidos, momentos de felicidad y, simplemente, de la vida cotidiana. Si supieras todos los alimentos que contienen azúcar, te sorprenderías. Por eso, creo que el azúcar (incluso el refinado) puede perfectamente formar parte de una vida saludable, pero la culpa constante y el autocastigo no. Demonizar el azúcar solo le da más poder y aumenta las probabilidades de caer en los atracones, justo lo que intentamos evitar.

El verdadero problema con el azúcar no es el azúcar en sí, sino la relación que tienes con él. Esa relación tóxica, basada en el control y la culpa, te lleva a comer más de lo que realmente deseas. Aprender a gestionarlo desde el permiso y la elección es clave, porque cuanto más intentamos controlar algo, más resistencia creamos.

Hablando de relaciones, el otro día alguien me preguntó cómo describiría la mía con mi marido. Si tuviera que elegir solo una palabra, no sería respeto, confianza ni comunicación, ya que esas son la base y las doy por sentadas. Sería admiración. Admiro quién es, cómo es, su carácter, sus valores, su forma de enfrentar la vida y cómo trata a los demás. La admiración convierte una buena relación en algo extraordinario. Curiosamente, esto también aplica a mi relación con el azúcar.

¿Qué tienen en común el azúcar y mi marido? Aparte de esa sensación de no poder vivir sin ellos, ambos me traen felicidad (en su justa medida, claro). Pero, la verdad, no es que no pueda vivir sin ellos, sino que simplemente no quiero. Mi relación sin esa admiración no sería lo mismo, y la vida sin postres sería francamente aburrida.

Y no, no estoy diciendo que te lances a devorar *cookies* como si no hubiera un mañana. Relax Max, todo lo contrario. Estoy aquí para ayudarte a dejar de sentirte fuera de control con el azúcar, a aprender a **comer menos de lo que te hace sentir mal y disfrutar más de lo que te hace bien.** Reconocer que es posible dejar de necesitar el azúcar, y que no es un crimen desearlo.

Al demonizar el azúcar, en lugar de restarle poder, le damos más fuerza. Aceptar que el azúcar puede formar parte de una vida saludable es un paso hacia la paz con él. Y eso empieza con dejar de prohibirlo, evitarlo a toda costa y tenerle miedo.

El azúcar es como ese elefante en la habitación: un tabú. Pero ¿qué pasaría si, en lugar de evitarlo, lo reconocieras? Si le dieras su lugar sin exagerarlo ni demonizarlo, se reduciría de ser una presencia abrumadora a una simple sombra en el fondo. Algo que puedes gestionar con naturalidad. El azúcar no tiene que ser un enemigo ni un tema tabú. Puede formar parte de tu vida sin dominarla. Todo empieza con aceptarlo como una elección, no como un campo de batalla. Y de repente, el elefante se convierte en algo mucho menos intimidante y desaparece del cuarto.

Para dejar de tener tanto control sobre ti, debes entender que, cuanto más demonices algo («es veneno, engorda, es malo, soy la peor»), más poder le das, más lo piensas, más lo resistes y más culpable te sientes cuando «cedes». Al final, es cuestión de tiempo que rompas la regla, pero es mucho más fácil no romperla si no la tienes.

16
Cuando tu estómago habla, más vale escuchar

Nacemos siendo comedoras intuitivas. Nadie necesita enseñarnos cómo gestionar nuestra hambre; es un instinto natural. Christy Harrison, en su libro *Anti-Diet*, lo explica con una comparación divertida: las tortugas recién nacidas saben instintivamente hacia dónde ir y se dirigen directamente al mar, guiadas por su sabiduría innata, como nosotras a la despensa (¡es broma!).

Como nos explican Resch y Tribole en *Alimentación intuitiva*, esa sabiduría proviene de una parte primitiva de nuestro cerebro conocida como el *cerebro reptiliano*, encargado de nuestra supervivencia y de responder a necesidades básicas como el hambre y la saciedad, sin necesidad de instrucciones externas.

Sin embargo, a medida que crecemos, otra parte de nuestro cerebro comienza a influir en nuestra relación con la comida. Por ejemplo, el *cerebro límbico*, que procesa emociones, recuerdos y placer, conecta la comida con experiencias emocionales. Esto significa que asociamos ciertos alimentos con consuelo, alivio del estrés o momentos felices, o incluso aprendemos a evitarlos si nos hicieron sentir mal en el pasado.

Más adelante, entra en juego la parte más reciente de nuestro cerebro (desde el punto de vista evolutivo): el *cerebro racional*. Esta región es responsable del pensamiento lógico, la planificación y el autocontrol (e incluso del lenguaje). Es aquí donde se «filtra» la información cultural que recibimos, como las reglas y mensajes de la cultura de las dietas.

El «problema» (hablando estrictamente de cómo nos dejamos influir por estos mensajes) no radica en cómo funciona el cerebro racional, obviamente, sino en el impacto que tiene la cultura de las dietas sobre nuestras creencias y percepciones de la comida y el cuerpo. Lo que ocurre es que nuestro cerebro racional se deja moldear por creencias externas (como el miedo a engordar) y prioriza reglas distorsionadas (como la idea de que los carbohidratos son malos) sobre nuestros instintos naturales (el impulso de comer cuando tenemos hambre, sin culpa, y dejar de pensar en comida cuando estamos saciadas, sin vergüenza).

Como resultado, terminamos dependiendo más de normas externas que de nuestras propias necesidades internas, lo que contribuye a desconectarnos de nuestras señales innatas de hambre y saciedad, dignas del cerebro reptiliano.

En resumen: la cultura de las dietas consigue que cuestionemos estos instintos naturales, haciéndonos creer que son incorrectos. Pero, en realidad, esas señales son parte de la sabiduría innata. Y responder a tu hambre, a pesar de lo que tu mente lógica y emocional te diga, no es (o no debería ser) algo que reprimir.

Suficiente versus demasiado

Como bien explica Christy Harrison, la cultura de las dietas nos enseña a creer firmemente que no podemos confiar en nuestra hambre. Que la satisfacción al comer debe evitarse porque «engorda». Que bajar de peso es un éxito, y subir de peso es vergonzoso. Que disfrutar de la comida daña nuestra salud. Que deberíamos temer, cuestionar y condenar la saciedad, ya que es sinónimo de comer demasiado.

La cultura de las dietas no solo es responsable de robarte gran parte de tu tiempo, felicidad y dinero, sino que también juega un papel crucial en desconectarte de tus señales naturales de hambre. Dicho esto, no es la única culpable. Factores como la enfermedad, el estrés crónico o puntual —que pueden no estar relacionados con tu alimentación o imagen corporal— también pueden interferir. El caos de factores externos, incluidos lo que algunos describirían como traumas (sean más o menos graves, actuales o pasados), a menudo nos lleva a desarrollar mecanismos de afrontamiento que nos desconectan no solo de nuestras señales de hambre, sino también de nuestras propias emociones. Vivir en piloto automático, con rutinas frenéticas, apaga nuestra capacidad de conectar con las necesidades internas. Comer distraídas mientras vemos la tele, revisamos el móvil o hacemos mil cosas a la vez, dificulta aún más estar presentes en el momento. Por otro lado, la falta de autocuidado, como no descansar, no hidratarse o no atender nuestras emociones, profundiza esta desconexión, haciendo que sea más difícil escuchar y responder a lo que realmente necesitamos.

Pero la buena noticia es que, al igual que se puede perder esa conexión, también se puede recuperar. Este es el propósito de la alimentación intuitiva: restablecer la simplicidad y la confianza (que viene de sentirse segura, sin amenazas) en torno a la comida, de que habrá más comida disponible cuando la necesites. Porque, en realidad, es la sensación de privación —ya sea real o mental— la que convierte el hambre, el placer y la saciedad en experiencias confusas. Y cuando dejas de sentirte privada, esas señales naturales vuelven a ser lo que siempre debieron ser: claras y fiables.

Por eso, insisto tanto en hacer las paces con la comida, comenzando por asegurarte de comer suficiente y darte pleno permiso para comer todos los alimentos. Para que tu cuerpo y tu mente vuelvan a *creer*, *saber* y *confiar* en que otra privación no está a la vuelta de la esquina. Que no volverás a restringir tipos de comida, ni limitar cantidades, ni establecer horarios rígidos para decidir cuándo está «permitido» comer.

La percepción de que estás comiendo *demasiado* no proviene de la cantidad real, sino de algún tipo de restricción. Valoras lo que estás comiendo en relación con lo que consideras «permitido». Si crees que **no deberías estar comiendo algo, automáticamente lo percibes como «demasiado», o si temes que más tarde no esté disponible, lo interpretas como «no suficiente»**.

Por eso, cuando sientes que estás comiendo demasiado, en realidad puede ser una señal de que no te estás **permitiendo realmente comer suficiente**, ya sea física o mentalmente. Es tu cuerpo diciéndote que no confía en que tendrá lo que necesita, ahora o más adelante. Para estar en paz con la comida, debes restablecer la confianza que no solo habrá suficiente comida, sino también variedad. Se trata de darte permiso total para comer la cantidad que desees de los alimentos que quieras, cuando lo necesites y las veces que lo desees.

Me gustaría notar que comer intuitivamente también es un privilegio, ya que restablecer esta seguridad no siempre está en nuestras manos. Factores como la situación económica, vivir en un entorno de escasez real o en contextos de conflicto hacen que garantizar la abundancia necesaria para salir de esta mentalidad sea difícil. (Aunque, en general, la triste realidad es que la restricción *por miedo a engordar* probablemente sea la última de las preocupaciones en estos casos). Esto nos invita a poner todo en perspectiva, sin invalidar las luchas internas de nadie, pero también como un recordatorio para reconocer y agradecer este privilegio y no darlo por sentado. Desde esta perspectiva, podríamos decir que tenemos la suerte de dedicar tiempo a trabajar en nuestra relación con la comida, y la suerte de que este siquiera sea un problema en primer lugar.

Pero lo cierto es que es difícil «escuchar tus señales de hambre» sin antes asegurarte de darte permiso y suficiente de comer. Si no, lo conviertes en otra dieta más, la de «solo se puede comer cuando tengas hambre y dejar de comer cuando estés satisfecha». Pero ese no es el objetivo. Por supuesto que por mucho que la intención final sea identificar y respetar tus señales de hambre lo mejor que puedas con el fin de sentirte bien mental y físicamente, *puedes* comer, aunque no tengas hambre, y puedes *seguir* comiendo aunque ya estés saciada. O sea, no vas a rechazar la tarta de tu boda porque «ya estés cómodamente llena», ¿verdad? También puedes comer porque sí.

Te mereces comer, aunque no sientas necesariamente esa señal de hambre, aunque hayas comido de más en tu última comida, aunque hayas subido un poco de peso, aunque otros no lo hagan, aunque hayas tenido un día regular, aunque no hayas hecho ejercicio, aunque te sientas culpable por algo, aunque estés aburrida, aunque no sea «la hora de comer», aunque no sea un alimento «saludable», aunque tengas miedo de haber roto alguna regla de tu dieta, aunque nadie más a tu alrededor esté comiendo, aunque sientas que no te lo has «ganado».

Comer no es algo que debas justificar; es un derecho básico, no un privilegio que se deba ganar.

Tu apetito puede cambiar de un día para otro o de una semana a otra, y eso forma parte de la experiencia humana. Hay muchos factores que influyen en él, como la cantidad de comida que consumiste previamente, el tipo de alimentos que elegiste, la actividad física que realizaste y el impacto de tus hormonas (estrés, sueño, etc.). Otras experiencias fisiológicas, como el embarazo, la menopausia, cambios en tu rutina o en tu estado emocional, también pueden afectar significativamente tu apetito. Además, factores como estar enferma, tomar medicamentos, estar rodeada de otras personas, tener una ocasión especial o incluso cambios en tus preferencias o antojos pueden influir. Como ves, la lista es extensa, por lo que sería injusto juzgarte por tener más o menos hambre de lo «habitual». Tu apetito simplemente está respondiendo de manera natural a una serie de factores en constante cambio.

Todo esto es normal y forma parte de cómo tu cuerpo responde y se adapta constantemente a su entorno. ¡Tu apetito no es fijo, porque tú tampoco lo eres!

Por eso, aprender a ser más intuitiva con nuestras elecciones de alimentos puede parecer al principio extraño o diferente según nuestras circunstancias y lo que consideramos «normal». De la misma manera, aprender a comer intuitivamente en un escenario típico también puede parecer cualquier cosa menos intuitiva al principio. Es un proceso de desaprender, reaprender y adaptarse a lo que tu cuerpo necesita en este momento, confiando en que te guiará mientras reconstruyes esa conexión.

Al principio, el único deber que tienes es asegurarte de eliminar cualquier forma de restricción y demostrarle a tu cuerpo y mente que pueden bajar la guardia (para siempre). Porque si te saltas la parte de abordar esa sensación de escasez y tratas *primero* de respetar tus señales de hambre, te quedarás atrapada en el mismo ciclo vicioso de no conseguirlo.

Muchas veces veo *coaches* en Instagram que creen (o quieren creer) que la alimentación intuitiva es solo una excusa para «relajarte y justificar» poder comer alimentos «tóxicos» y que «el problema con la alimentación intuitiva es que, por mucho que sea una buena intención, supone escuchar tu cuerpo, pero si estás y has estado años en modo supervivencia, con mucho estrés, es imposible identificar esas señales». Y sacado de contexto esto es totalmente cierto. Pero hay que entender que la alimentación intuitiva no es el punto de partida, sino el resultado de hacer una serie de cambios profundos en nuestra relación con la comida.

Algo que tienen en común las personas que luchan con atracones, comer en exceso, comer de manera compulsiva o automática, es que están completamente desconectadas de sus señales de hambre (y/o emociones). Y justo ahí está una de las claves: volver a desarrollar esa capacidad de identificar, escuchar y respetar las señales internas del cuerpo.

De hecho, esto es uno de los primeros factores que se trabaja al dejar atrás la mentalidad restrictiva. Cuando eliminas esas reglas alimentarias rígidas que te hacen sentir privada, empiezas a reconectar con tus señales internas.

Después de estar años silenciando («no es hora de comer, aguanta», «no debería tener hambre ahora», «no toca...»), engañando (bebiendo Coca-Cola Zero, masticando chicle, bajándote una botella de agua o comiendo mucho volumen con pocas calorías) o ignorando las señales de hambre, no es sorpresa que ahora sea prácticamente imposible reconocer cuándo tienes hambre de verdad (y por lo cual poder respetar la saciedad). Es como cuando te acostumbras a ignorar el llanto de un bebé: con el tiempo deja de llorar, no porque no tenga necesidades, sino porque ha aprendido que nadie las atenderá.

Hay personas que han perdido completamente la capacidad de sentir sus señales de hambre. Y otras que, aunque todavía las sienten, han perdido el tacto para reconocerlas o interpretarlas correctamente. Estas personas pueden no sentir hambre hasta que sea demasiado tarde, cuando están completamente hambrientas, por ejemplo, o llegar a creer que tienen hambre *todo el tiempo* (incluso justo después de levantarse de la mesa). Esto significa que sus señales están borrosas o confusas. Porque la mente no confía en que será alimentada de manera regular y, por tanto, envía constantes mensajes de alerta. La buena noticia es que hay maneras de restablecer estas señales claras.

Señales no evidentes de hambre

El cuerpo tiene varias maneras de señalar que necesita energía. Muchas veces, buscamos las señales más obvias, como una sensación de vacío en el estómago o los ruidos característicos que emite, como si literalmente estuviera «gritando» por comida.

Por lo cual solemos pasar por alto que el hambre también puede manifestarse de maneras menos típicas, como:

- Sentirte letárgica, sin energía mental o física.
- Sentimientos de agotamiento o incluso ansiedad.
- Tener «la cabeza en las nubes».
- Sentir irritabilidad o cambios de humor.
- Mareos o dolores de cabeza.
- Pérdida de foco y concentración.
- Pensar constantemente en comida o fantasear con lo que te gustaría comer.

Reconocer estas señales menos evidentes nos ayuda a estar más alertas y a buscar las pistas únicas que nuestro cuerpo nos da. Cada persona tiene su propia manera de manifestar hambre, y esas pequeñas señales pueden ser la forma en la que tu cuerpo está intentando comunicarte que necesita algo de alimento.

No solo señales de hambre, también tipos de hambre

Además de prestar atención a las señales, es clave entender que no toda hambre es igual. Existen distintos tipos de hambre, y aprender a diferenciarlos es un paso más para reconectar con tu cuerpo y tus necesidades reales.

1. **El hambre física.** Es la más evidente. Aparece cuando tu cuerpo necesita energía (es decir, comida) porque, biológicamente hablando, te falta nutrición, no has comido lo

suficiente. Ha pasado mucho tiempo desde tu última comida. Tu gasto de energía mental o físico requiere recargar combustible. Este tipo de hambre es una señal biológica del cuerpo que te dice: «Oye, necesito comida para seguir funcionando».
2. **Hambre emocional.** Este tipo de hambre es menos evidente. A menudo, hemos aprendido a reprimir nuestras emociones de manera automática, y muchas veces recurrimos a la comida para hacerlo. El hambre emocional no tiene que ver con necesidades físicas, sino con buscar consuelo, distraerte de una emoción incómoda, o adormecer sentimientos difíciles. Es ese impulso de usar la comida como una forma rápida de sentirte mejor. Sin embargo, si realmente te detienes a reflexionar, te das cuenta de que la comida no es la solución, sino simplemente un parche temporal.
3. **Hambre por sabor.** Este es el deseo de comer tan solo porque algo sabe delicioso y te apetece. No necesariamente sientes hambre física, pero cuando el antojo por disfrutar de un sabor específico surge.
4. **Hambre por hábito.** Este tipo de «hambre» surge de la repetición automática de ciertos patrones. Es comer porque «es lo que siempre has hecho a esa hora o en esa situación». Lo haces de manera automática, sin preguntarte si realmente tienes hambre. Incluso si eres consciente de que estás comiendo por hábito, puede ser difícil gestionarlo o romper ese ciclo.
5. **Hambre práctica.** Es cuando decides comer por autocuidado, aunque no sientas hambre física. Lo haces para anticiparte y asegurarte de darte la energía suficiente para el día.

Reconocer estos tipos de hambre es un primer paso para entender de dónde viene ese impulso, lo que nos ayuda a gestionarlo de manera más efectiva.

Saciedad versus satisfacción

Pero suficiente sobre el hambre, hablemos de su hermana, la saciedad y, no nos olvidemos de su prima, la satisfacción. Y qué tienen que ver ambas con esas cenas en las que te tienes que desabrochar el botón del pantalón.

Comer hasta sentirte saciada debería ser simple, pero entre el ruido de las dietas, las prisas y ese eco de mamá diciendo «¡No dejes nada en el plato, que los niños en [inserta país lejano] pasan hambre!», muchas hemos perdido la brújula. Una cosa es ya no tener hambre (básicamente, el cuerpo dice: «Ok, sobreviviremos»), y otra muy distinta es estar verdaderamente saciada, ese punto donde te sientes como un coche bien cargado de gasolina, lista para durar unas horas sin colapsar.

El problema es que las señales de saciedad no siempre son obvias. A veces no vienen en forma de un estómago gritando «basta ya», sino de cosas más sutiles como sentirte relajada, perder interés en la comida o darte cuenta de que esa pizza que al principio sabía a gloria ahora te sabe... *regulinchi*. El truco está en pillarlas a tiempo, antes de que termines con ese botón del pantalón en peligro de salir disparado como un proyectil. ¿La clave? Ahora lo veremos.

Comer en exceso suele ser el resultado de estar fuera de sintonía de tus señales internas. Seguir dietas y reglas alimenticias nos desconecta de lo que el cuerpo realmente necesita, porque dependemos de factores externos (reglas, horarios, restricciones) y dejamos de escuchar lo que ocurre dentro (hambre, saciedad, satisfacción).

Las dietas nos enseñan a creer que solo podemos comer en horarios específicos o cuando «se nos permite». ¿El resultado? Nos cuesta dejar comida en el plato porque pensamos: «Mejor comer todo ahora, mientras se pueda». Este patrón ignora lo que tu cuerpo realmente necesita y nos lleva a comer más de lo necesario, por simple inercia o miedo a las restricciones futuras. Y si no prestas atención a tus niveles de hambre, va a ser bastante difícil reconocer tus niveles de saciedad y detenerte.

Curiosamente, **mientras más esperes para comer, más probable sea que acabes comiendo de más.** Y mientras más respetes **esa señal de hambre** cuando va apareciendo, comiendo algo nutritivo, **más fácil te resultará parar de comer.** Interesante. ¿Y te cuento otro dato? Cuando empiezas a responder a tus señales de hambre a tiempo, **ya no sientes tanta hambre todo el día.** Fascinante.

Ojo, cuando hablo de comer en exceso, nunca me refiero a comer demasiado en cuanto a porción o calorías. Tan solo me refiero a comer más de lo que te hace sentir **cómodamente llena.** Ese punto en el que, si pudieras retroceder diez minutos, habrías dejado el tenedor a tiempo.

Por ejemplo, factores que contribuyen a comer en exceso. Tenemos el clásico: llegar a tu próxima comida con **demasiada hambre** (hambre física). Si además le sumas la resistencia a esa regla invisible que prohíbe picar entre horas, el resultado es una combinación explosiva de hambre física y mental. Y cuando esas dos se encuentran, acabas comiendo más rápido que una velocista en la línea de meta. Todos sabemos cómo termina eso...

Otra razón es **comer distraída.** Haciendo mil cosas a la vez: viendo la tele, revisando el móvil, leyendo correos, conduciendo o participando en una discusión familiar sobre quién dejó la luz del baño encendida. Nadie espera que comas sin distracciones como si fueras un robot, pero simplemente *ser consciente de que estás comiendo con ellas* ya te pone un paso por delante.

Luego tenemos el clásico truco de **reservar calorías para más tarde:** te saltas el desayuno (porque vas a cenar fuera y quieres compensar), pero lo que realmente logras es llegar al restaurante como si hubieras corrido una maratón sin agua. Al final, terminas comiéndote todo lo que tienes delante, incluso la planta de decoración, y el pan de la cesta desaparece antes de que lleguen los otros comensales.

Y por último...

... siempre recordaré esos momentos en los que, internamente, reconocía que quizá tenía un problema. Como aquella vez en que me levanté de una cena en casa de los padres de una amiga con ganas de seguir comiendo. Más bien era un festín, porque no hay otra palabra para describir una cena con aperitivo, entrante, segundo plato copioso —sí, sé que se usa «copioso» porque mi padre siempre lo dice en francés: «C'est très copieux!» cada vez que parece demasiada comida; otro que, por cierto, parece estar perfectamente sincronizado con sus señales de hambre, ¿de dónde lo habrá sacado?, claramente no es hereditario— y una buena selección de postres. Lo más surrealista no era solo sentirme llena hasta el borde, como si me hubieran inflado con una bomba de aire: era que, por muy llena que estaba, **todavía sentía ganas de seguir comiendo.** Es más, mientras más comía, más quería seguir, como si mi estómago hubiera perdido el botón de *off*. Me acuerdo de levantarme, acercarme a mi mejor amiga y susurrarle, con una mezcla entre vergüenza y orgullo: «Lo peor es que podría seguir comiendo...». Solo para encontrarme con su cara de absoluta estupefacción, como si le hubiera confesado que planeaba comerme hasta el mantel.

Como decía, por último, está la insatisfacción con lo que has comido. Esa sensación de que, aunque técnicamente has comido, no has *disfrutado*. Como cuando todo lo que te apetece es un postre y te sirven melón. (Nada en contra del melón, eh, es más, es una opción maravillosa cuando eres... alguien sin expectativas culinarias ni papilas gustativas). No, pero ahora en serio: cuando me entrego a la causa y lo como, siempre sabe a gloria: frío, jugoso, dulce..., ¡lo admito! Pero ese momento en el que esperas una tarta de queso y aparece melón..., bueno, digamos que una tarda un poco en recuperarse de semejante susto.

(Lo siento, pero ya lo dejo avisado por si un día me invitas a comer a casa: ¡no te preocupes, traigo yo el postre!).

Pero AQUÍ es donde entra la satisfacción.

La satisfacción es el verdadero motor de la alimentación intuitiva. Reconocer tu nivel de hambre es esencial para identificar la saciedad, sí, pero no es el único factor que influye en la capacidad de dejar de comer cuando ya estás satisfecha. La saciedad física, por sí sola, no siempre es suficiente para frenar ese impulso de seguir comiendo. La satisfacción, en cambio, es un indicador mucho más poderoso que te ayuda a saber cuándo es el momento adecuado para parar. Porque mientras no te sientas satisfecha, es probable que sigas pensando en lo que sí te satisface. Y aquí está la trampa: **un alimento puede ser saciante** (te llena físicamente) **pero no satisfactorio** (imagínate comerte dos kilos de acelgas), **o puede ser satisfactorio** (cumple un antojo específico) **pero no saciante** (imagínate desayunar un tarro de miel: en un caso buscarás comida poco después por rellenar ese *huequito* y en el otro caso por necesidad de más energía, es decir, por falta de nutrientes).

La clave está en buscar ese balance entre la **saciedad,** que logras con **alimentos nutritivos,** como proteínas y grasas saludables, y la **satisfacción** que, para mí al menos, viene con los carbohidratos y detalles que «dan en el clavo», como sabores, texturas, temperaturas o incluso el volumen que tu cuerpo necesita en ese momento.

En otras palabras, un plato equilibrado no solo te llena el estómago, sino también el corazón.

17

Mejor sola que mal acompañada

Siempre me he considerado una persona con suerte. Podría llenar páginas enumerando todas las razones, pero, por el bien de este libro, seré más específica: tengo la suerte de saber escoger. He sabido elegir bien en las relaciones, tanto románticas como amistades. Desde pequeña aprendí a construir conexiones sanas. Fui educada para tener una buena relación conmigo misma, con mi familia, con mis hermanos. Mis padres, por ejemplo, nos enseñaron a mis hermanos y a mí a resolver conflictos de frente. Si nos peleábamos, en lugar de separarnos y castigarnos, nos ponían cara a cara, sentados en una versión en miniatura de sofás de color rojo y azul. Por supuesto, los primeros segundos nos lanzábamos miradas de odio fingido, y a los pocos minutos ya nos estábamos riendo y volvíamos a ser mejores amigos. En realidad, no teníamos la opción de llevarnos mal. Así crecí: sin tener la opción de lloriquear ni de culpar al otro, sino tomando responsabilidad, reconociendo cuándo nos equivocábamos, comunicándonos claramente, pero, sobre todo, enfrentándonos a nuestros «problemas» en vez de huir de ellos y buscando soluciones prácticas.

Pero, a pesar de considerarme una experta en construir

relaciones saludables, hubo una que se me escapó de las manos. Una que no elegí tan bien como creía. Fue una relación larga y complicada. Al principio parecía perfecta, incluso llegué a pensar que sería mi *soulmate*, esa conexión única que me completaría. Me hacía sentir cuidada, guiada y motivada, como si sacara lo mejor de mí. O eso pensaba.

Con el tiempo, algo dejó de encajar. Era como estar atrapada en un matrimonio tóxico mientras estaba convencida de que vivía el ideal de pareja. Durante años, acepté sus críticas y exigencias, creyendo que lo hacía «por mi bien». Me decía a mí misma que todas las relaciones tienen altibajos, que no era para tanto, que había gente en situaciones peores. Aunque algo dentro de mí sabía que esa relación no era como las demás, seguía justificándola, convencida de que sin él estaría *peor*.

Recuerdo perfectamente la mirada de llamémosle Poli, por respeto a su privacidad: brazos cruzados, entrecejo fruncido, los dos en la cocina. «¿De verdad vas a comer eso?». Su comentario irónico, como siempre, me hizo dudar de mi elección y, por supuesto, de mí misma. Ya estaba acostumbrada a ese juego. Incluso lo provocaba a veces, como si fuera un reto entre nosotros. Pero era agotador. Siempre parecía estar ahí, siempre tenía una opinión, y nunca me hacía sentir bien.

Me incitaba a hacer ejercicio en ayunas, insistiendo en que evitara incluso un chorrito de leche en mi café para no romper el «ayuno». Me presionaba a eliminar los hidratos, a evitar el postre. Y yo, lejos de cuestionarlo, lo veía como algo admirable. Y hasta me sentía agradecida por tener a alguien que me «motivara». Pero llegó un punto en el que me veía comiendo a escondidas, sintiendo más hambre de lo habitual...

Cada consejo contradecía el siguiente. Un día me aplaudía

por saltarme el desayuno, y al siguiente me incitaba a comerlo todo. Después de darme la brasa con evitar todo lo que engorda, me alentaba a darme un atracón con esos mismos alimentos. Me convencía de apuntarme a sus *cheat meals* («comidas trampa») que se convertían en «días trampas», para luego echármelo en cara e incitar a hacer «limpieza», tirando todo lo «malo» a la basura. Ese ciclo se convirtió en nuestra rutina: comer sano, castigar(me) por fallar, tirar la toalla, comer de más y luego desecharlo todo como si así pudiera borrar el atracón.

Empecé a añadir un chorrito de leche al café a escondidas, como si fuera un acto de rebelión. Aunque estaba estudiando para obtener mi título como *coach* de bienestar y nutrición, y sabía perfectamente qué alimentos e ingredientes eran más beneficiosos para mi cuerpo, él fue quien me enseñó a etiquetarlos como «limpios» versus «venenosos», «prohibidos» o «esenciales». Antes de su llegada, simplemente hacía elecciones lógicas para nutrirme y disfrutar en el proceso. Aplicaba con naturalidad lo que había aprendido de mi madre y mi abuela. Pero con él, todo cambió. Todo parecía girar en torno a adelgazar o engordar. Y lo peor era que nunca había estado tan en forma físicamente, ni me había sentido tan insatisfecha con mi cuerpo como en ese momento, y como bien me enseñaron no culpar a los demás y a tomar la responsabilidad de mis acciones, no sospeché un minuto que él fuese el culpable de mi mala relación con la comida. Siempre buscaba su aprobación, pero nunca la obtenía.

Poli no es su verdadero nombre, claro está. Es solo un apodo. El apodo de Poli viene de su profesión. Era policía. Pero no policía nacional. Tenía un puesto mucho más complejo. Y para complicar aún más las cosas, no vivíamos en la misma ciudad. Era policía de la alimentación y vivía en mi cabeza. (Y tenía un puesto claramente bien remunerado, pues no había quien le hiciera dimitir... Hazme caso, lo intenté varias veces).

«Y esta es la historia de cómo me acabé divorciando del jefe de la policía alimentaria con el que nunca me casé». (Esta frase me la inspiró el libro *Life Without Ed*, de Jenni Schaefer, que nombró Ed a su *eating disorder*, «desorden de la alimentación», y dijo que nunca se había casado, pero se consideraba felizmente divorciada. Me pareció genial y me alegró ver que no era la única personificando a esa voz interna, así que en su honor decidí llamarlo Poli).

Yo juraba tener una relación bastante sana con la comida, especialmente comparada con otras personas que parecían preocuparse más de la cuenta, restringirse constantemente o no saber nutrirse de forma equilibrada. Hasta me sentía afortunada por tener un metabolismo «rápido» y una genética favorable (en cuanto a lo que la cultura de las dietas valora). Me di cuenta de que esa relación que tanto protegía era la razón detrás de mi tumultuosa relación con la comida.

Así que Poli es un motivo más que sumar a mi lista de cosas por las que me siento afortunada, pues ese fue el momento clave que me permitió afrontar mi relación con la comida y mi cuerpo de frente y empezar a callar esa voz que me acompañaba a todas partes. «No comas eso, eso tiene muchas calorías, nada de azúcar, si comes carbohidratos tienes que hacer una hora de cardio...». Bla, bla, bla. Empecé a identificar cuándo Poli se asomaba, porque, por mucho que decidiera echarlo y bloquearlo, siempre encontraba la manera de comunicarse conmigo cuando menos lo esperaba.

Así que mi mejor opción era, una vez más, sentarme en mi versión miniatura de sofá a afrontarle cara a cara.

Y preguntarme: ¿quién tiene las riendas? ¿Soy yo quien piensa que esta comida tiene demasiadas calorías o es Poli? ¿Soy yo quien realmente quiere darse un atracón o es Poli confundiéndome? Durante mucho tiempo, le había dado el control y confiado en sus consejos. Pero como en una relación tóxica, en cuanto te alejas, el otro intenta volver porque no soporta verte florecer. Pero no se trata de deshacerte de él, sino de cambiar no solo tu relación con él, sino contigo misma.

El siguiente paso es volver a conocerte. Puede ser confuso al principio. Acabaste conociendo tan bien a Poli que parece que no te conoces a ti misma. Confiar en ti a través del permiso y el trabajo de escuchar tus propias señales de hambre otra vez, en vez de dejarte guiar ciegamente, es lo que realmente te permite empezar a conocerte. Es cambiar tu perspectiva sobre la comida ya que no tienes la presión de conseguir ese «premio» que Poli siempre te hace creer que necesitas ganar.

Empieza a identificar, cuestionar y rechazar sus reglas absurdas. Poli te mantiene en constante competencia: «Come menos que las demás, pide algo más sano que la persona de enfrente, corre cinco minutos más que tu amiga en la cinta de al lado». Incluso te hace luchar contigo misma: «Ayer comiste mejor que hoy». Y te hace pensar que no puedes servirte más de una porción, que solo deberías comer proteína, que nunca deberías honrar un antojo. Aquí, una vez que tienes identificados esos automatismos, los empiezas a cuestionar y apoyar con situaciones reales. Por ejemplo: «¿Realmente nunca debería honrar un antojo? ¿Qué ocurre cuando me permito comer chocolate? Me siento más satisfecha y menos ansiosa».

Y ya puedes reformular esa regla, o como también lo llaman las autoras de la alimentación intuitiva, tus «creencias distorsionadas» (pues estas reglas no se basan en las necesidades reales del cuerpo ni en la evidencia científica, sino en mitos, miedos y mensajes de la cultura de las dietas). Estas creencias suelen estar cargadas de juicios y absolutismos que nos desconectan de nuestras señales internas, y nos llevan a tomar decisiones basadas en el control externo (de Poli), en lugar de en la intuición y el respeto hacia nuestro cuerpo. No son ni flexibles ni realistas. Por ejemplo: «Responder a mi antojo es parte de una relación saludable con la comida. No es malo disfrutar de comer».

Recuerda que, incluso si te crees lo que te dice Poli, por ejemplo, que tienes celulitis, y tú misma lo ves en el espejo, no tienes que «obedecer» a sus órdenes de comer menos como castigo. Más bien puedes coincidir con él, y aun así elegir tomar una decisión lógica. No por no comer la cena te va a desaparecer esa celulitis. Empiezas a separarte de él para volver a conocerte o empezar a conocerte. Aprender a distinguir qué viene de Poli y qué viene de ti es crucial. Da vértigo separarte de él porque es lo único que conoces. Pero poco a poco vas cogiendo carrerilla, enfrentando a Poli, cuestionando y desobedeciendo sus órdenes, creando tus propias creencias, opiniones y gustos. Y te vas dando cuenta de cuál es tu voz y cuál es la suya. A cuál deberías hacer caso y a cuál no.

Cuidado con Polo. Cuando consigues silenciar los caprichos de Poli, puedes sentirte sola y vulnerable. Entonces aparece Polo, el típico guaperas «rebote» que te hace olvidar a Poli en un milisegundo gracias a sus *polar opposites* («polos opuestos»). Polo te anima con sus «claro, come porque puedes, disfruta porque ya no tienes reglas alimentarias, venga, un poco más, ya no tienes alimentos prohibidos». Polo también es una trampa. Es el que te mantiene en esa fase de luna de miel de la que te hablaba cuando empiezas a hacer las paces con la comida, pero sabemos que no es real ni sostenible. Reemplazar a Poli por Polo no soluciona mucho, te lanza al otro extremo, es solo una distracción. Hay que aprender a vivir sin ninguno de los dos.

El poder de Ele. Ni Poli ni Polo. La que se instala para siempre es Ele, la *Elección*. Porque con la elección viene el poder. «*Puedo* comer esto pero *elijo* no hacerlo, porque sé que no me sienta tan bien». Ele te permite tomar decisiones que respondan a tus necesidades tanto nutritivas como de placer. Ele es la voz que te pregunta: «¿Qué quiero yo? ¿Qué me hace sentir bien?». «La cebolla me da dolor de estómago, mejor la evito». «Si me como solo esto voy a tener hambre poco después». Es esa voz neutra pero cuidadosa que te ayuda a tomar decisiones inteligentes. Con Ele, dejas de depender de Polo para superar a Poli. Aprendes a vivir sola, sin reglas absurdas ni reacciones impulsivas. Aprendes a elegir lo que te haga sentir bien y feliz, a usar tu intuición y la práctica. ¡Y eso sí que es poder!

Superar a Poli y no depender de Polo no es fácil, pero poco a poco, con paciencia, flexibilidad y autocuidado, descubres que, por mucho que sigan apareciendo, y cada vez con más fuerza como respuesta a tu resiliencia, te afecta cada vez menos. Mejor sola que mal acompañada.

18

Cuidado con «cuidarse»

Cuando hablo de autocuidado no me refiero solo a manicuras, baños de burbujas o masajes (¡aunque tampoco vienen mal!). Hablo de afrontar y reconocer *cómo* nos sentimos, *por qué* nos sentimos de esa manera y de si tenemos a nuestra disposición un *go-to tool box* («una caja de herramientas») lista para el rescate. Una colección de recursos que te ayuden a afrontar eso que normalmente evitas o tapas con comida, con un despliegue de impulsos o con la típica frase de «mañana será otro día». (*Spoiler*: mañana tampoco lo gestionarás).

A propósito del autocuidado, quiero hacer una pequeña reflexión: ¿cuándo cuidarse se convirtió en sinónimo de privarse, restringir o vivir con miedo a la báscula? Porque, sinceramente, si eso es *cuidarse*, prefiero no cuidarme. Pongamos como ejemplo un evento con *photocall*. Tras una extensa tarde con todo un equipo que ha contribuido a dejarme radiante, después de posar estratégicamente con una luz determinada y elegir meticulosamente las tres mejores fotos —en cuanto a ángulo y estética— de las veintisiete que me han hecho, me preguntan: «¿Cómo te cuidas?». Esto, en otras palabras más socialmente aceptadas, quiere decir: «Cuéntame qué haces para no engordar o volver a tu peso premamá». (*Spoiler*: por cierto, no he vuelto a ese peso. Ojo: no he dicho «aún» porque quizá este sea mi nuevo peso normal. ¡Sorpresa! Como ya he mencionado, no tengo el mismo cuerpo que cuando tenía diecinueve años, porque no tengo diecinueve años, al igual que no tengo el mismo cuerpo que antes de tener un bebé, porque ahora soy madre. ¡Y qué felicidad! ¡Y, sobre todo, qué facilidad tengo de desviarme!).

En mi mundo (y en la realidad) **cuidarse no es sinónimo de pasarlo mal, ni llevar una lucha interna** (silenciando señales de hambre o ignorando preferencias). Simplemente piensa en cómo se ha distorsionado una palabra tan bienintencionada: hoy en día, si dices «me estoy cuidando» básicamente lo que estás diciendo es «estoy haciendo todo lo posible para no engordar», pero en versión aceptable. «No tomo carbohidratos, me estoy cuidando», «No compro pan para casa, porque si lo tengo lo como, y quiero cuidarme», «Me tengo que cuidar, no voy a ir a la comida».

No sé tú, pero yo tenía la impresión de que cuidarse significaba **prestarse atención, protegerse y priorizar las propias necesidades físicas y emocionales.** Que era una práctica de autoconciencia y respeto hacia una misma. Cuidarse no es ni frívolo, ni superficial, ni es un lujo, sino que es un acto de respeto hacia ti misma que te permite estar mejor para afrontar la vida, para los demás y, sobre todo, para ti. Es a la vez básico y esencial. Y se puede dividir en cuatro aspectos:

- **Cuidarse físicamente.** Comer suficiente, mantenerse hidratada, dormir lo suficiente, moverse de una manera que te haga sentir bien (no como un castigo) y atender cualquier tema de salud.

- **Cuidarse emocionalmente.** Escuchar tus emociones sin juzgarlas, poner límites (que no sean negociables), darte espacio para descansar, buscar apoyo cuando lo necesites y, sobre todo, ser amable y paciente contigo misma.
- **Cuidarse mentalmente.** Alimentar la mente con aprendizajes, buscar estímulos creativos e intelectuales (como leer, escribir o resolver cosas) y buscar formas de reducir el estrés crónico y diario.
- **Cuidarse espiritualmente.** Conectar con tus valores, buscar propósito, reflexionar o realizar prácticas que te llenen. En términos muy resumidos.

Y justo cuando parecía que había terminado de definir el autocuidado, verás que apenas estoy empezando. Prepárate porque esto no es un simple monólogo sobre autocuidado: es un manual de instrucciones para la alimentación emocional con la que luchas cada día, conscientemente o no.

Para mí, cuidarse significa atender esas necesidades que muchas veces ignoramos porque, seamos sinceras, estamos demasiado ocupadas sobreviviendo en modo automático al día a día. ¿Qué pasa cuando ignoramos esas necesidades? Pues que se convierten en pequeñas alarmas internas. Y no, no son como esas alarmas de móvil que apagas al cabo de cinco segundos. Estas no paran hasta que haces algo al respecto. Es como tener un buzón lleno de facturas emocionales sin pagar: ignorarlas no las hace desaparecer, solo las acumula con intereses.

Si te sientes privada, vas a buscar compensar comiendo más (hola, galletas a las once de la noche). Si te sientes insegura, probablemente te veas atrapada en la búsqueda infinita de validación externa (hola, filtros de Instagram). Si algo emocional o físico te falta, ese vacío va a buscar llenarse. Y casi nunca con lo que realmente necesitas, sino con *cookies*, patatas fritas y un largo etcétera.

¿La clave? **Identificar esas necesidades y atenderlas con intención, y de forma recurrente.** Cuando no hacemos eso, nos sentimos constantemente desatendidas, como si algo nos faltara, aunque no sepamos ni lo que es, ni le damos la importancia que merece. Y esa sensación de negligencia hacia nosotras mismas sin siquiera darnos cuenta se manifiesta en impulsos y en comportamientos que parecen ayudarte, pero no lo hacen.

Un clásico: buscar respuestas en los lugares equivocados. ¿Dietas? Claro, porque nada soluciona una crisis existencial como contar calorías. ¿Control excesivo? Total, si controlas lo que comes, controlas tu vida..., o eso te han hecho creer. ¿Adormecer emociones con comida? Sí, ese helado triple de chocolate sabe a gloria... hasta que te das cuenta de que no era hambre, sino soledad. Y que no queda ni más helado ni nadie. ¿Ahora qué?

Cuando empiezas a conectar contigo desde un lugar de **curiosidad, en lugar de juicio,** todo cambia. Porque al final, cuidarte no es resolver tu vida de un plumazo ni reaccionar de forma perfecta. Es simplemente no perderte en el torbellino. Es escuchar tus alarmas internas, dejar de apagar fuegos emocionales con soluciones temporales y empezar a darte a ti misma lo que de verdad necesitas.

19

Hello, emotional eating!

Hasta hace muy poco, te habría dicho con total seguridad que yo no como emocionalmente. Por impulso, vale, por falta de conciencia, puede ser. Pero por soledad o estrés, jamás. Más bien, esas emociones me suelen cortar el apetito..., o eso creía.

Hasta que me encontré en mi cocina, dentro de mi despensa, *cookies* en mano, pensando mientras las devoraba: «No tengo tiempo para estresarme, tengo demasiado trabajo, demasiado que hacer». Y, ojo, tampoco tenía tiempo para saborearlas.

Fue un momento de alivio, un pequeño respiro antes de enfrentarme a mis *deadlines* (por supuesto, impuestos por mí misma, no es por nada que quería ser mi propia jefa). Esa dulce pausa me preparaba para lidiar con la montaña de cosas que tenía pendientes: grabar y editar el curso de Isa Healthy Life, cumplir con los plazos de este libro, crear una *masterclass*, cuidar a mi hija, atender a mi familia, y de paso seguir siendo la EAT girl que predico. Porque, claro, fallarme a mí misma no es una opción. Y fallarles a los demás, menos todavía.

Esa sensación de abrumamiento se infiltra, llevándote poco a poco a entrar en modo pánico. Y, finalmente, aceptas que no llegas a todo, y que ese orgullo tóxico de estar tan abrumada no tenía nada que ver con los valores de una EAT girl. Era el momento de aceptar que no llegaba a todo. Y no solo me tragué el orgullo..., también otro par de galletas. ¿Solución? No de una en una, sino de tres en tres. Porque ya sabéis las que me seguís en redes cuánto me gusta el factor *crunchiness*. Y en ese momento me di cuenta de cuánto necesitaba, sin ser consciente, transformar ese disgusto en un pequeño consuelo disfrazado de gusto.

Hasta que llega ese momento glorioso en el que te ríes de ti misma. En alto. Con tu marido. Al borde del atragantamiento. Por la **ironía de estar comiendo emocionalmente mientras escribes sobre cómo no comer emocionalmente**. Felicidades, Isabelle, te has lucido pero bien escribiendo sobre *emotional eating* en pleno *emotional eating*, yo que no hago *emotional eating*. VAYA.

«¡Muy bien, Isa, eres todo un ejemplo!», me susurra Poli (esa vocecita interna que ya os he dicho que no desaparece del todo). Poli es como un *okupa* emocional: no paga alquiler, no es bienvenido, pero encuentra una manera de instalarse. Y no solo vuelve, sino que encima llega con actitud, dispuesto a sabotear. «Esto no debería estar pasándote a TI, Isa, a ti menos que a nadie. ¿Quién te crees que eres para dar consejos sobre algo que aún te cuesta a ti misma?».

Y, de repente, me sentí un fraude. Como si la única opción lógica fuera llamar a mi editora y decirle: «Mira, no hay libro. Fin. Ya está». «He comido emocionalmente». (Quizá era Poli incitando a autosabotearme para tener otra excusa para acabar la caja entera, es broma). Pero de repente me di cuenta de que más que Poli, esa voz era Madame Parfaite intentando sabotearlo todo. Esa que te congela a no ser que todo sea perfecto. Esa que aprendí a silenciar gracias al trabajo que hice para separarme de Poli. Pero no tardó en llegar Ele al rescate. (Cuando vas encontrando esa paz con la comida, Ele aparece cada vez más rápido).

La que me recordó que comer emocionalmente es parte de ser humano, estés en paz con la comida o no. ¿Que comí más de lo que necesitaba? Sí, claro. Sin siquiera tener hambre, también, y hasta el punto de que me sentí algo incómoda físicamente, no lo dudes. Y no hace falta que diga mentalmente también, pero lo bueno aquí no es que fuera por miedo a engordar sino por decepción a decepcionaros, y eso lo valoro como un progreso, por muy pequeño que sea.

Y este es mi siguiente punto.

La cultura de las dietas ha demonizado la alimentación emocional con el argumento de que comer de más te hará engordar, y engordar es «malo». Pero engordar no significa menos salud, así como adelgazar no significa más salud. El tamaño y el peso de tu cuerpo *no* son indicadores fiables ni de salud ni de tu bienestar: no reflejan tus hábitos, tus pensamientos ni tu relación con la comida entre otras cosas. (Este es otro tema que requeriría otro libro, incluso una serie de libros…, pero centrémonos).

No se preocupa por cómo te sientes, sino por cómo te ves. Por supuesto, no estoy diciendo que comer para evitar tus emociones (como acabo de hacer hace unos minutos) o adormecerlas de forma recurrente sea una solución productiva, especialmente si luego te hace sentir peor. Pero lo que sí estoy diciendo es que la comida *puede*, en ciertos momentos, cumplir la función de traerte confort y apoyo, siempre que se haga con intención y no desde la desconexión. *How's that for a happy ending?*

Dicho esto, reconozco que mi pequeño «desliz» (ahora que somos más sabias, sabemos que no es un desliz, sino un poco de *feedback* del que puedo aprender) me dejó algo claro: ese momento **no** fue un ejemplo sano de alimentación emocional. Y con esta nueva conciencia puedo decidir afrontar situaciones similares en el futuro con mi caja de herramientas, que, evidentemente, no estaba a mi alcance en ese momento.

Al fin y al cabo, ya he dicho que hacer las paces con la comida es un proceso constante de adaptación y aprendizaje que no tiene fecha final, y también una experiencia que te mantiene humilde, como puedes constatar. Lo cierto es que —y esto no es una justificación, sino un simple hecho— esta es no solo la primera vez que enfrento el desafío de escribir un libro, sino también la primera vez que tengo una versión miniatura de mí misma que requiere mi atención constante, así que, en resumen, es la primera vez que escribo un libro criando a una hija pequeña. Dos circunstancias completamente nuevas para mí, que traen su propio nivel de gestión y aprendizaje (y paciencia).

Hay momentos en la vida en los que, simplemente, no tienes toda la capacidad de mantenerte por encima de las emociones y acabas actuando en automático. Pero con la experiencia y el tiempo, vas desarrollando la capacidad de no dejar que esas situaciones te hundan más de lo necesario. Por supuesto, evitar que ocurran es lo suyo, pero no dejes que te condicione el hecho de no poder evitarlo siempre. Porque, al final, un tropiezo no define el camino. Cómo te levantas, eso sí.

En realidad, lo importante no es demonizar esos momentos, sino entenderlos. Porque incluso cuando no lo hacemos perfecto, cada experiencia nos da una oportunidad de aprender y elegir mejor la próxima vez.

Y dicho esto: también me gustaría destacar que es difícil aprender a utilizar mecanismos que no sean comida cuando comemos emocionalmente si esas mismas emociones muchas veces son consecuencia de necesitar más comida, y resultado de prohibir alimentos o restringir cantidades. (La solución aquí otra vez sería enfocarte primero en dejar de privarte para no provocar el ansia que te incita a comer).

Apuesto a que tú te consideras una comedora emocional: «Yo como con ansia, como por estrés, por agobio, por frustración». Pero esas emociones, ¿de dónde salen? Del mero hecho de prohibir o negar lo que tu cuerpo te pide. Muchas veces confundimos la respuesta natural a las restricciones con comer emocionalmente. Un pequeño dato que tener en cuenta. En mi caso específico, no fue la falta de permiso ni de alimentos lo que desencadenó mi ingesta de *emotional cookies*, sino una presión externa que en su momento preciso me abrumó.

Y hablando de emociones, esta vez, de las que surgen por factores externos...

Lo que piensas se convierte en tu realidad. Tu mundo interior se convierte en tu mundo exterior. Últimamente, mi hija ha decidido que dormir es para débiles. La pobre está lidiando con los dientes, y yo estoy lidiando con ella. Se despierta unas cinco o seis veces, y ahí estoy, como una camarera de guardia nocturna, sirviendo consuelo en forma de abrazos y cosquillas (y confieso que a veces de un minibiberón calentito también. Como ves, la comida puede ser reconfortante).

Habrá quienes digan que estoy «malacostumbrándola» al levantarme cada vez que me necesita, pero si soy sincera, creo que *yo* soy la que se está mal acostumbrando. Claro, es un desafío ser una zombi funcional al día siguiente, pero la verdad

205

es que me organizo, no es el caso normalmente y sé que esto no es para siempre, ni los dientes, ni que me necesite tanto. Así que me reconforto yo misma reconfortándola a ella, porque estoy convencida de que sentirse acompañada en los momentos difíciles de manejar marca toda la diferencia.

Y esto sirve para cualquier persona. Dientes o no.

En mi opinión, **tus emociones tienen un impacto directo en cómo te percibes a ti misma y cómo ves el mundo que te rodea.** Básicamente, tu mundo externo es como un espejo gigante de tu mundo interno. Hay días en los que no todo son arcoíris y mariposas y la vida se siente más como una pelota de esas que rebotan descontroladamente en una sala llena de figuritas de cristal: caótica, impredecible y con el potencial de hacer un desastre monumental. Y las emociones negativas en esos momentos son como una alarma de coche que se activa a las tres de la mañana: no sabes cómo apagarla, te impide dormir, y es la razón de tu agotamiento mental y físico el día siguiente.

Estas emociones son incómodas de afrontar, y es totalmente natural querer evitarlas. De hecho, nuestro instinto es escapar de cualquier cosa que nos haga sentir mal. Nadie se presta voluntario para pasarlo mal. Sin embargo, evitar las emociones no las hace desaparecer; siguen ahí, esperando su momento para volver con más fuerza.

Entonces, en esas situaciones incómodas, es natural querer «retomar el control». Por una parte deseamos aferrarnos a algo tangible, algo que podamos arreglar, porque enfrentarnos a nuestras emociones no es precisamente nuestra actividad favorita. Y ahí es cuando entra el clásico: «¡Voy a cambiar mi cuerpo! ¡Restricción extrema al rescate!».

Cuando intentamos solucionar un malestar interno con un

cambio externo, nos metemos en un ciclo vicioso. Al no ver resultados inmediatos, nos frustramos más. Y esa frustración alimenta las emociones negativas, haciéndonos sentir aún peor. Esta no es la solución ni a corto plazo ni a largo plazo.

Lo que realmente necesitamos en esos momentos no es control, sino la capacidad de afrontar lo que sentimos. Reconocer que esas emociones, por incómodas que sean, son válidas. Están ahí para comunicarnos algo, para decirnos que hay algo que necesita atención. En lugar de ignorarlas o luchar contra ellas, lo que necesitamos es:

- **Reconocer la emoción que estamos intentando reprimir con el «control» que vendría con una nueva dieta y validarla.** Entender de dónde viene. Preguntarte por qué te estás sintiendo de esa manera, qué lo desencadenó.
- **Darnos permiso para sentirlas.** Porque reprimirlas es como intentar contener una olla a presión: tarde o temprano explotan. No eres un robot. Te puedes dar permiso para sentir algo negativo. El sentimiento es lo malo, tú no eres mala por sentirlo.
- **Encontrar una manera efectiva de lidiar con ella en el momento, sin necesidad de retomar las riendas a través de la prohibición.** O simplemente saber que ese impulso de controlarlo con otra dieta no es la solución.

Reconoce y cuestiona las creencias que alimentan el ciclo. Cuando surgen pensamientos como «necesito cambiar mi cuerpo para sentirme mejor», detente y reflexiona: ¿es realmente cierto? ¿O puedes enfocarte en algo más que te ayude a sentirte bien ahora mismo?

Aquí es donde entra en juego el trabajo con la imagen corporal, tema que exploraremos unas páginas más adelante. Reconocer este patrón es otro paso para romperlo y no caer en comportamientos autodestructivos.

Así como algunas personas intentan **retomar el control restringiendo** lo que comen para encoger el cuerpo, otras buscan **evitar una emoción incómoda complaciéndose con comida.** Dos caras de la misma moneda: ambas son respuestas a la incomodidad emocional, pero en direcciones opuestas.

La comida, en estos casos, no es el problema; es el recurso rápido y accesible que usamos para llenar un vacío emocional o esquivar lo que nos incomoda. Y aunque **puede ofrecer un alivio momentáneo, no resuelve la raíz del malestar.** Más bien lo empeora. Así que podemos estar de acuerdo en que usar comida para lidiar con la emoción no es ni la solución ni a corto ni a largo plazo. Añádele el sentimiento de incomodidad física y decepción moral. *It's a recipe for disaster!*

Recordemos que te mereces sentirte bien, y comer con placer. Comer con urgencia, prisas, ansia, etc., aunque sea para evitar una emoción incómoda, no es muy placentero, sobre todo si le añades el sentimiento de fracaso. Si **a la tristeza inicial le sumas la incomodidad física** de haber comido sin hambre y sin conectarte con el momento, ese «escape» termina siendo algo **más autodestructivo que sanador.** En este caso, la comida quizá no sea lo más recomendable en tu «caja de herramientas», sino que deberías buscar otra opción adecuada o, incluso, buscar una distracción útil (si sentarte delante de una peli es un gatillo para ir automáticamente a la despensa, no la llamaría muy «útil»), como ir a hacer recados, llamar a un amigo, poner orden en tu casa, etc.

Hablando de herramientas y distracciones eficaces, he mencionado cuándo podría ser práctico usar la comida como consuelo. Voy a ponerte un ejemplo de cuándo comer emocionalmente puede ser conveniente e incluso sano si se aborda con intención y conciencia seria (la diferencia está en el cómo y el por qué lo haces). Por ejemplo, imagina que vuelves a casa después de un día largo y decides animarte con una pizza. La comes intencionalmente, tal vez añades una ensalada verde para equilibrar, y disfrutas cada bocado con ganas y presencia. Saboreas la experiencia y, cuando te sientes satisfecha, dejas lo que sobra para el día siguiente. Es un acto consciente de autocuidado en el cual utilizas la pizza para sentirte mejor. Y no hay *nada* malo en eso.

Ahora, imagina otro escenario: vuelves a casa con la misma pizza, pero esta vez comes en automático sin realmente saborearla, juzgándote por tu elección insana, te rindes porque de todos modos todo te sale mal. Te terminas la pizza entera sin darte cuenta, y al final te sientes física y emocionalmente peor que antes. Un gran ejemplo de lo que no sería algo reconfortante.

La comida, en sí misma, no es el problema. El problema surge cuando recurrir a la comida se convierte en tu *única* forma de lidiar con tus emociones. Y aquí es donde entra en juego tu *magic tool box* («caja mágica de herramientas», que en breve te ayudaré a crear).

Pero, primero, ¿cómo lidiar con esas emociones sin recurrir en automático a la despensa?

La clave está en romper ese ciclo desde su raíz:

1. **Haz una pausa para identificar la emoción detrás de tus impulsos.** Pregúntate: ¿qué estoy sintiendo realmente? ¿Es

estrés, tristeza, frustración, miedo? Nombrar la emoción puede ayudarte a separarte de ella y verla con más claridad.
2. **Busca el origen.** Pregúntate: ¿de dónde viene esta emoción? ¿Qué la está provocando? ¿Por qué estoy reaccionando así? A veces, con solo identificar el origen, reduces la intensidad del sentimiento, como cuando descubres que el ruido que te asustaba era solo el viento y no un ladrón.
3. **Enfócate en lo que sí puedes controlar de forma eficiente.** No puedes borrar las emociones incómodas ni cambiar lo que ya pasó, pero sí puedes elegir cómo responder. En lugar de buscar adormecer tus emociones con atracones de comida, toma las riendas y diseña tu propia «caja de herramientas».

Escribe una lista de pequeñas acciones que puedas hacer cada vez que sientas que la intensidad de tus emociones toma el control. El objetivo es que estas acciones te hagan sentir mejor, no peor, y que te ayuden a reconectar contigo misma de una manera compasiva y efectiva.

- Salir a caminar, no para quemar calorías, sino para despejar tu mente y respirar aire fresco. Transferir esa energía mental en energía física.
- Leer o escribir listas para ordenar lo que tienes en la cabeza.
- Hablar con alguien en quien confíes para liberar lo que llevas dentro.
- Hacer algo que te conecte contigo misma: organizar un cajón, darte un baño, escuchar música o simplemente sentarte en silencio por un rato.

4. **Acepta que las emociones son pasajeras.** Por más intensas que parezcan, las emociones negativas no duran para siempre (aunque en el momento parece que sí). A veces, la mejor

manera de enfrentarlas es simplemente sentarte con ellas, aunque sea incómodo y todo en ti quiera salir corriendo, y dejar que pase, sabiendo que es temporal.

Piensa en esto como aprender a ir en bicicleta. Al principio, te caes una y otra vez, te sientes insegura y dudas si alguna vez lo lograrás. Pero, con la práctica, terminas pedaleando con confianza, sin pensarlo demasiado. Lo que al principio parecía un desafío se convierte en algo que haces casi sin esfuerzo. Lo mismo pasa con las emociones, simplemente tienes que entrenar el «músculo» emocional.

Desarrollar tu músculo emocional requiere práctica, paciencia y muchas repeticiones incómodas. Pero cuanto más lo haces, más fuerte te vuelves, y más fácil es lidiar con esas emociones incómodas de forma natural.

Practica el autocuidado desde la lógica. Recuerda que restringir y controlar de forma rígida solo agrava la desconexión contigo misma, al igual que lo hace intentar adormecer tus sentimientos con más comida. En cambio, céntrate en satisfacer tus necesidades físicas y emocionales.

Este enfoque no solo te permite navegar las emociones negativas con más agilidad, sino que te simplifica la vida y te ayuda a crear resiliencia emocional, que se convertirá en tu mejor herramienta.

Para ayudarte a identificar dónde te encuentras emocionalmente con la comida y con qué propósito la usas, imagina un espectro con dos extremos claros:

- **En un extremo** está la intención de disfrutar genuinamente de la comida.

- **En el otro extremo** está la intención de castigarte con la comida.

Entre ambos extremos hay un bufet completo de motivaciones emocionales que influyen en cómo y por qué comemos.

Por un lado, está el **placer** puro de degustar los sabores y texturas. Comer porque buscas la experiencia de saborear la comida. Como Evelyn Tribole y Elyse Resch describen, este es un ejemplo de buscar satisfacción, clave para una relación saludable con la comida. Pero claro, eso solo funciona si no lo haces en piloto automático, donde el placer es más invisible que la última palmera de chocolate en una oficina.

Por otro lado, tenemos esa situación en que la comida se convierte en una **distracción**. Estás estresada, triste o frustrada, y piensas: «¿Qué mejor manera de solucionar esto que con un trozo de chocolate o un puñado de patatas fritas?». Es como poner una tirita en una herida emocional. Claro, no soluciona nada, pero al menos te da unos minutos de respiro. El problema viene cuando el chocolate desaparece más rápido de lo que se resuelve el estrés, y ahora no solo sigues con el problema original, sino que además te preguntas si deberías haber comprado otra tableta para la próxima crisis.

Luego está el nivel avanzado: comer para **adormecer** emociones. Aquí ya entras en modo experto en evasión, como si el fondo de un bote de helado tuviera la respuesta a todas tus preguntas existenciales. Y claro, no lo tiene. Lo que sí tiene es la capacidad de dejarte con una incomodidad física que no pediste. Bastante contraproducente. Las emociones no solo vuelven, sino que ahora traen refuerzos: culpa, pesadez y la sensación de que el helado te traicionó.

Por último, llegamos al extremo más tóxico: **castigarte** con la comida. Usarla para llenar vacíos emocionales, manejar la culpa, o como herramienta de autocastigo después de haber roto tus propias reglas alimentarias. Aquí es donde la comida deja de ser un consuelo y se transforma en un arma emocional. Ya sea comiendo compulsivamente con rabia hacia ti misma o restringiéndote como castigo por haberte «portado mal», entras en modo de autodestrucción. Básicamente, es como decirle a alguien *furibundo* que se relaje. *Good luck*.

En fin, nuestra relación con la comida puede ser más complicada que un *reality show*, pero reconocer estas dinámicas es el primer paso para devolverle a la comida su papel principal: nutrirte y, por qué no, hacerte feliz.

El objetivo, como aconsejan Tribole y Resch, no es juzgarte por dónde te encuentres, sino tomar conciencia de tu intención al comer cuando no tienes hambre pero sientes un impulso por comer. En lugar de culparte, usa tu curiosidad, y pregúntate qué necesitas realmente en ese momento. ¿Es consuelo? ¿Distracción? ¿Placer? ¿O algo más profundo como descanso, conexión o validación emocional?

Al identificar con claridad tu intención, puedes empezar a responder a tus emociones de una manera más amable y alineada con tus verdaderas necesidades, sin que la comida tenga que asumir un rol que no le corresponde.

20

La imagen corporal, más allá del espejo

Siempre recordaré una frase que leí en inglés hace tiempo: «Ser mujer es básicamente desear ser tan delgada como la última vez que pensaste que estabas gorda». No sé quién es la autora original, pero siento que (casi) todas podríamos serla.

Aclaro: bajo ninguna circunstancia estoy objetivando a las mujeres, ni sugiriendo que somos solo nuestra apariencia, ni hablando por quienes no se identifiquen con este pensamiento. Pero si estás leyendo este libro, probablemente alguna vez te has encontrado atrapada en esa lucha interna con tu cuerpo.

Hace un tiempo compartí esta frase en mis redes de @isa.healthy.life y se hizo viral. Un 99 por ciento entendió la ironía y se sintió reflejada; unas pocas se ofendieron y protestaron. Ambas respuestas me llevaron a la misma conclusión: estamos de acuerdo en que gastamos demasiado tiempo preocupándonos por lo que, en realidad, no es tan importante como pensamos.

Aunque la apariencia, la moda, el maquillaje y otros aspectos relacionados a menudo se consideran superficiales o frívolos, yo elijo abrazar la parte que va más allá de esa etiqueta. Me encanta cómo estos elementos te permiten descubrir tu estilo propio, jugar con tendencias y reflejar tu personalidad, estado de ánimo y actitud (desde un punto de vista puramente estético). Son una forma de expresión y, al igual que con mi físico o incluso mi Instagram, disfruto explorarlos como otra extensión de mi identidad.

La verdadera cuestión es cuánto permites que estos aspectos te consuman de forma negativa. ¿Están ahí para inspirarte y elevarte? ¿O se convierten en una fuente de presión y autocrítica? Reconozco que a menudo gastamos mucha energía, tiempo y dinero en cosas que quizá no son tan importantes. Pero, al mismo tiempo, ¿quién soy yo para decidir qué importa menos? Cada persona tiene derecho a dar valor a lo que la hace feliz.

Mi argumento es este: obsesionarnos con nuestra apariencia o con aspectos externos **no debería ser nuestra principal fuente de estrés.** Es un peso que muchas llevamos hasta que nos damos cuenta de que podemos elegir soltarlo. Mejorar la imagen corporal no depende del tamaño de nuestro cuerpo, sino de cómo aprendemos a verla. La clave está en **disfrutar de estos aspectos como una parte de la vida, no como el centro de ella.** Porque, al final, tu cuerpo es lo menos interesante de ti.

Dicho esto, también entiendo perfectamente lo que significa querer verte bien. A mí me motiva sentirme cómoda con mi apariencia. No se trata de conformarte con un cuerpo en el que te sientes incómoda, sino de recordar algo fundamental (y reconozco mi privilegio al decirlo): **tu constitución, peso o tamaño no determinan tu valor ni tu derecho a cuidarte.** Siempre mereces bienestar y respeto, sin importar si estás en ese «peso ideal» que tienes en mente. No estar ahí no significa que debas castigarte o privarte de tratarte con amabilidad. Hoy, mi

LA IMAGEN CORPORAL, MÁS ALLÁ DEL ESPEJO

meta ya no es perseguir un «cuerpo ideal» ni convertirlo en mi máxima prioridad. Pero cuando ese deseo intenta colarse de nuevo, simplemente reconozco y me recuerdo que no hay nada de malo en querer sentirse mejor, ganar definición o trabajar en mi aspecto físico, pero no permito que me consuma. Y, del mismo modo, tampoco hay nada de malo en soltar la idea de un «cuerpo ideal» y disfrutar de quien soy aquí y ahora. Mi prioridad es otra. Mi prioridad es disfrutar de mi vida, de mi familia, de mis amigos y mi trabajo; es enfocarme en lo que realmente importa, vivir plenamente y sentirme bien mientras lo hago.

Y sentirse bien es una consecuencia de tener una alimentación balanceada y variada. Escucharte lo mejor que puedas, tus señales internas, deseos y metas (realistas). Construir una relación sana contigo misma, con la comida y con tu cuerpo.

Esa es la intención de este libro: ayudarte a entender que tú también puedes redefinir tus prioridades personales si notas que gran parte de tu tiempo y energía se va en intentar encoger tu cuerpo. **No tienes que elegir entre cuidarte y disfrutar de la vida.**

Puedes cuidar de ti misma sin atarte a reglas rígidas ni sentirte privada. **Puedes respetar tu cuerpo sin amarlo, e incluso puedes desear cambiar tu cuerpo sin odiarlo.** Puedes vivir plenamente, sintiéndote bien contigo misma en todos los sentidos, incluso si aún tienes cosas que quieres cambiar.

Veo fotos de cuando iba al cole y la universidad, y tristemente lo primero que noto, no te voy a mentir (por mucho que silencio ese pensamiento porque, realmente, ¿qué más da?) es que no estaba tan «delgada» como «recordaba», pero lo bonito es que no recuerdo que la imagen corporal fuera un gran tema para mí en ese momento, más bien estaba totalmente ocupada viviendo la vida, divirtiéndome y creando recuerdos increíbles e inolvidables. Qué suerte la mía (no era consciente del privilegio que tenía de no dejar que la imagen corporal condicionase mi vida).

(Estarás pensando: «Pues claro, con la genética que tienes cómo te va a afectar», y totalmente de acuerdo, qué absurdo, ¿verdad?, pero, desgraciadamente, la imagen corporal negativa, incluso los trastornos alimenticios, no tienen ni tamaño, ni apariencia, ni estilo, ni raza, ni edad, ni estatus).

Recuerdo que mi novio de aquella época me llamaba cariñosamente *dodu* (que, al parecer, en francés significa algo así como rellenita o con cara de bebé). En ese momento, no lo veía como mi realidad, pero al mirar las fotos ahora, definitivamente lo noto. Lo que más me sorprende (y me alegra) es que en su momento no me molestaba en absoluto. En cambio, me sentí mucho más incómoda con mi cuerpo cuando, años después, estaba en mi mejor forma física. Incluso ahora, que estoy menos *fit* que antes, me siento más en paz y, de alguna manera, con más confianza en mí misma. Curioso, ¿no? Al final, todo es relativo y tiene mucho más que ver con la mente que con el cuerpo.

Incluso en el presente, aunque tengo una mejor relación con mi cuerpo que hace unos años, aún hay días en los que me veo estupenda y días en los que me pregunto cómo he llegado a este punto (bueno, no me lo pregunto yo, me lo pregunta Poli, que asoma de vez en cuando). Días en los que admiro mi «progreso» hasta ahora, y días en los que me desespero porque no veo los cambios lo suficientemente rápido.

Es curioso, hoy en día soy muy consciente de ello, por lo cual no me dejo afectar ni engañar por mis momentos más vulnerables. Porque en realidad mi cuerpo no cambia mucho

LA IMAGEN CORPORAL. MÁS ALLÁ DEL ESPEJO

de una mañana a otra. Entonces ¿qué cambia? Mi perspectiva. Que está influenciada por mi estado de ánimo, afectado por una cantidad de diferentes factores, que a su vez influye en mi mentalidad.

El reflejo de mi mundo interior proyectado en mi mundo exterior. Es ahí donde me doy cuenta de algo poderoso: **no es mi cuerpo el que necesita cambiar, es mi relación con él, es mi mentalidad, es mi *mindset*.**

Y ahí está la clave con la imagen corporal. Pensamos que perder peso es la solución para mejorar la imagen corporal negativa.

La imagen corporal es justo eso: una imagen, **una percepción que construimos de nosotros mismos,** proyectada a través de cómo creemos que el resto del mundo nos ve.

¿Por qué hay chicas que, siendo consideradas por algunos demasiado delgadas, demasiado anchas, demasiado altas, demasiado bajas o demasiado gordas, aun así se sienten seguras de sí mismas y radiantes de confianza? Porque la clave no está en cómo te vean los demás, sino en cómo tú decides verte a ti misma.

Y la verdad es esta: nunca es tan malo como tú te lo dices. Esa crítica interna es siempre la más dura. ¿La buena noticia? La mayoría está más preocupada por su propia imagen corporal que pendiente de la tuya.

La idea de que la pérdida de peso intencionada es lo que «sana una imagen corporal negativa» es algo que muchas mujeres creen, pero que, paradójicamente, **termina alimentando la insatisfacción corporal en lugar de resolverla.** Y esto es clave entenderlo.

La imagen corporal negativa rara vez tiene que ver solo con

el tamaño del cuerpo, sino más bien con la percepción y los pensamientos negativos que tienes sobre ti misma. **Es un reflejo de tu autoestima, tus creencias y cómo te relacionas contigo misma. Enfocarte en cambiar el tamaño de tu cuerpo no cambia esas creencias subyacentes; de hecho, muchas veces las refuerza.** La única solución es trabajar en tu mentalidad.

Piénsalo, la última vez que perdiste peso, o la vez que más delgada estabas, ¿te sentías feliz, realmente en paz o satisfecha contigo misma, o encontraste más problemas que resolver? Y de ahí viene esta cita: «Ojalá estuviera tan flaca como la última vez que pensaba que estaba demasiado gorda».

Siempre pensaba que la felicidad se alcanzaba cuando tienes tu cuerpo de ensueño. Asociaba la delgadez a la felicidad, pero no necesariamente la felicidad a la delgadez. Evidentemente entendía que la felicidad dependía de muchos factores, y no solo de «estar delgada». Pero durante mucho tiempo sí que pensaba que el ingrediente que *faltaba* para estar realmente feliz o finalmente en paz conmigo misma y la comida era alcanzar ese cuerpo de ensueño con el que todas fantaseamos. Por lo cual también asociaba el amor propio y la confianza en sí misma con alcanzar ese peso ideal.

Por cierto, el peso ideal no es ese peso con el que fantaseas. No es un número en la báscula, ni siquiera es tu versión de cómo se ve un cuerpo sano. Es el peso que puedes **mantener viviendo una vida satisfactoria,** en la cual consigues hacer el ejercicio que te resulte placentero y comer de forma nutritiva, viviendo una vida plena, sin depender de dietas restrictivas ni deporte agotador. Es un peso que puedes mantener sin restringir ni matarte en el gimnasio para mantenerlo. Es un peso que puede fluctuar a lo largo de la vida porque tu cuerpo cambia y se adapta a diferentes etapas, y eso es normal. Tu cuerpo de ensueño no es un sueño si es una pesadilla llegar a él y mantenerlo.

Todos tenemos una genética que no podemos negar. Y todos tenemos un «punto de equilibrio del peso» natural que tu cuerpo tiende a mantener de manera estable cuando llevas un estilo de vida equilibrado y saludable, sin restricciones extremas ni excesos.

Es el rango de peso en el que tu cuerpo funciona de manera óptima y se siente cómodo, regulado por factores genéticos, hormonales y metabólicos. Este punto de equilibrio varía de persona a persona y puede fluctuar ligeramente a lo largo del tiempo debido a diferentes circunstancias, como la edad, el estrés o cambios en la actividad física y la alimentación.

En pocas palabras, es el peso que tu cuerpo «prefiere» y al que regresa de forma natural cuando estás viviendo una vida balanceada.

Este «punto de equilibrio» viene determinado por tu genética y regulado por procesos naturales, varía a lo largo de la vida y se adapta a tus circunstancias. Intentar forzar a tu cuerpo a encajar en un molde irreal solo genera frustración y agotamiento. Pero respetarlo, cuidarlo y permitirle ser como necesita ser es lo que realmente te acerca a la paz, al bienestar y, sobre todo, a una vida plena.

Así que la próxima vez que pienses en tu cuerpo de ensueño, pregúntate: ¿es un sueño o una pesadilla mantenerlo? Porque, al final, el verdadero sueño es vivir en armonía con tu cuerpo, no en constante lucha contra él.

Por muy cursi que suene, te recomiendo poco a poco trabajar en soltar la fantasía, sin rendirte, simplemente enfocarte en poner el peso en segundo plato, para poder centrarte en tus comportamientos y encontrar ese punto de equilibrio de forma natural. Nadie dice que no puedas seguir trabajando en ti de la forma que tú quieras, pero ya que estás, avanza con intención, paciencia, flexibilidad y amor, buscando resultados realistas y sostenibles a largo plazo.

Imagen corporal: lecciones de un par de zapatos y un corte de pelo

Imagínate esto: encuentras un par de zapatos que te encanta. Son perfectos, combinan con todo, y para colmo están rebajados. Solo hay un problema: no tienen tu talla exacta. Pero, claro, no puedes dejar escapar esta oportunidad, así que te lanzas. El resultado: cuando los llevas puestos no puedes pensar en otra cosa más que en cómo tus pies están siendo torturados.

Y aquí está lo curioso, en ningún momento te enfadas contigo misma por tener un pie «demasiado grande». No te dices: «¡Qué barbaridad mis pies, siempre ocupando más espacio del que deberían!». Simplemente aceptas la realidad: mi pie es un 38, el zapato es un 37, y lo único que necesito es mi talla correcta. Problema resuelto.

Si aplicáramos esta misma lógica a nuestros cuerpos, ¿sabes cuánto drama nos ahorraríamos? Nadie en su sano juicio pretende encajar un pie en un zapato que no le queda, pero cuando se trata de nuestra ropa, ¿qué hacemos? Nos probamos un pantalón que nos aprieta hasta el alma y, en lugar de aceptar que tal vez necesitamos una talla más, nos echamos la culpa como si nuestro cuerpo tuviera que adaptarse a la ropa, y no al revés. Absurdo.

Y lo que es peor, cuanto más te obsesionas con tu cuerpo, más te obsesionas con la comida. Nos hablamos como si fuéramos nuestra peor enemiga: «Estoy gorda. Odio mis piernas. Tengo papada». Y lo hacemos pensando que eso nos motivará. Pero, dime, ¿cuándo fue la última vez que insultarte te llevó a sentirte empoderada? ¿Te iluminaste y pensaste: «¡Sí, ahora que me he dicho que parezco un globo, estoy lista para triunfar!»? Nunca. Más bien te tiñe tu mundo exterior con esa triste victimización. (Qué fácil para mí decirlo).

La realidad es que esa voz crítica —a la que conocemos ahora como Poli (por mucho que le di el título de policía alimentaria, también tiene un certificado en imagen corporal negativa, es un todoterreno, como tú)— nunca juega limpio.

Te cuento otra: a mis veinte años quería cortarme el pelo. Corto. Pero no hasta que perdiera esos kilitos que me «sobraban». Como si los cortes de pelo vinieran con un índice de masa corporal recomendado. Poli. Así que ahí estaba, esperando tener un cuerpo más «merecedor» para atreverme a algo tan simple como un cambio de *look*.

Y ese es el problema: cuando no te sientes cómoda en tu cuerpo, empiezas a posponer todo. No te cortas el pelo, no vas a la playa, no te atreves a ponerte el vestido que te divierte, cancelas los planes porque te quedaba fatal el *outfit*, no te apuntas al gimnasio (la ironía)... Básicamente, no haces nada que implique tratarte bien porque estás esperando ese momento mágico en el que, según tú, por fin lo merezcas. Pero ese momento nunca llega. Incluso si pierdes esos kilitos, Poli encontrará otra cosa en la que centrarse. Nunca es suficiente.

La ironía es que esperar a sentirte merecedora solo refuerza la idea de que no lo eres. Como bien nos recuerdan Evelyn y Elyse, lo que realmente cambia todo es **hacer esas cosas que pospones,** como ponerte ese vestido o cortarte el pelo. Porque cada vez que lo haces, empiezas a demostrarte que eres valiosa tal y como eres.

Para mí, la belleza es, entre muchas otras cosas, la confianza en una misma. Pero, al igual que la felicidad, no se alcanza cuando llegas a un peso ideal; se alcanza cuando decides que mereces sentirte bien contigo misma, aquí y ahora.

Aceptarte no significa rendirte. No es tirar la toalla y vivir a base de dónuts. Aceptarte significa empezar a tratarte como tratarías a alguien que te importa. Como tu perro. Incluso eres capaz de tratar a tu mascota con más dignidad que tu cuerpo. Le hablas con esa vocecita (que seguramente no puedes ni oír en vídeos), le das de comer y lo sacas a caminar, le das caricias. Y no le insultas. Como bien recomienda Harrison, a ver si empezamos a tratar a nuestros cuerpos como a nuestras mascotas. Sería un gran avance.

¿Se siente raro al principio? Claro que sí. Respetar tu cuerpo después de años de hacer lo contrario es como ese momento incómodo en que estás caminando sola por la calle y, de repente, te das cuenta de que has ido demasiado lejos o que estás yendo en la dirección equivocada. En lugar de simplemente darte la vuelta, te detienes, finges que se te ha olvidado algo o que recibiste un mensaje superimportante en el móvil, solo para disimular el cambio de rumbo.

Pero no necesitas amar cada centímetro de tu cuerpo para empezar a respetarlo. Ni siquiera necesitas aceptarlo completamente para empezar a tratarlo con un poco de dignidad. Pero si lo haces, ayuda. Aceptar tu cuerpo aquí y ahora también incluye aceptar que no eres muy fan de tu cuerpo (¡por ahora!). Quizá cambiarías un puñado de cosas, pero debes entender que lo puedes hacer desde el autocuidado y no desde el autodesprecio. Al fin y al cabo, el camino es el mismo, simplemente te estás ahorrando lidiar con insultos y decepción por el camino.

Olvida buscar resultados a corto plazo y apóyate en ver progreso a largo plazo.

Sé amable contigo misma

El otro día fui al trastero con mi madre para poner orden en mis cosas. Por supuesto, había perdido la llave, así que tuve que ir a la oficina a pedir que alguien rompiera el candado. Encima, tenía que pedirlo casi de puntillas porque, sorpresa, estaba atrasada con el pago del alquiler. La señora que me atendió era la persona más adorable del mundo. Al salir de su oficina, pensé: «¡Qué fácil es ser agradable!». Es más, pensé en cómo me costaba más ser antipática que amable. Pero, al mismo tiempo, me di cuenta de que no siempre aplico esa amabilidad conmigo misma.

Incluso ahora, que estoy mucho más en paz con mi cuerpo y la comida, hay días en los que me miro al espejo y suelto un *disgusting* («asqueroso»). La diferencia es que ahora lo digo medio riéndome, sin tanta seriedad. Porque sé que habla Poli y no yo. Ni siquiera termino la palabra; la relleno con un cambio de chip: *I mean, abSoLuTeLy beautiful*. Con un tono claramente irónico pero que automáticamente me prohíbe entrar en ese bucle negativo. ¿Me lo creo? La verdad es que no. Pero eso no es el punto. Es más, por mucho que me separo de Poli, quizá comparto su creencia. Pero al igual que reconozco tener un momento de imagen corporal más negativo, sé que me esperan unos más positivos a la vuelta de la esquina, y mientras tanto me comprometo con tomar el hábito de dejar de machacarme.

No voy a decirte que te plantes frente al espejo y repitas afirmaciones positivas que no sientes, porque de nada te va a servir si no es tu realidad. De hecho, es probable que contribuyan a hacerte sentir aún más incómoda.

El primer paso para construir una relación más sana con tu cuerpo y la comida es dejar de hablarte mal. Así de simple. Empieza por identificar esos momentos en los que te criticas y elige una de dos opciones:

1. Páralo en seco. Cambia de tema y enfócate en algo neutro, como describir tu entorno.
2. Convierte lo negativo en algo neutral. O, si es posible, incluso positivo.

> Aceptarte no significa que te encante cada parte de tu cuerpo. Puedes reconocer que cambiarías un par de cosas, pero decidir que vas a cuidarte desde el respeto, no desde el desprecio. El camino es el mismo, pero sin los insultos por en medio. Porque, al final, la verdadera belleza —y la verdadera paz— no llegan con un peso ideal, sino cuando tú decides construirlas, aquí y ahora.

CONCLUSIÓN. Sí, tengo buena genética. Sí, estoy delgada y estoy en forma. Dicho esto, si yo comiera de manera descontrolada —dándome atracones, ignorando mis señales de hambre, excediéndome en cada comida, sintiendo culpa constantemente con la necesidad de compensar con restricciones o más atracones—, mi cuerpo lo notaría. Es decir, engordaría.

No soy de las personas que «pueden comer lo que quieran y no engordan». No soy un palo, y mi cuerpo tiende a acumular peso o grasa si me dejo llevar por esos comportamientos. Pero tampoco he sido nunca gorda. Este no es un comentario para buscar piropos; sé que estoy fenomenal. Esta no es la cuestión.

La cuestión es que da igual cómo te ves, lo delgada que te sientes o en qué punto estés físicamente: **siempre mereces trabajar en tu relación con la comida** y cambiar esos comportamientos que te hacen sentir fuera de control con ella o insatisfecha contigo misma.

Cuando me dicen: «Claro, tú tienes buena constitución, tú te lo puedes permitir», quiero ser clara; esta tampoco es la cuestión. Esto no ha sucedido de la noche a la mañana. Llevo mucho tiempo trabajando en mi relación con la comida y mi cuerpo. Al principio, cuando empecé a permitirme comer los alimentos que antes me prohibía, mis antojos eran mucho **más frecuentes** y tendía a comer en **mayor cantidad**. Sentía que estaba «poniéndome a prueba» constantemente. Con el tiempo, mi cuerpo y mi mente dejaron de sentir esa necesidad. Llegó un momento en el que entendí que esos alimentos siempre estaban ahí. Ya no era un «ahora o nunca». Esa urgencia y esos antojos incontrolables desaparecieron gradualmente.

No estoy diciendo que sea fácil, porque no lo es. **Pero hay que empezar por algún lado. Que sea comida o imagen corporal.** La clave es estar dispuesta a experimentar y aceptar que puede haber una fase inicial donde tu cuerpo te pida más de lo que en el futuro realmente necesitará. Y donde no te sientas tan cómoda con tu cuerpo, pero decidas aceptarlo o al menos respetarlo.

Esa es la diferencia cuando digo que **hoy en día como lo que quiero cuando quiero. Hay que tener en cuenta que ahora mi cuerpo no me pide lo mismo de lo que me pedía cuando empecé este trabajo interno.** He dejado atrás la obsesión con adelgazar y estoy en paz. Por lo cual hoy en día mi cuerpo me pide lo que le hace sentir bien. La mayor parte del tiempo.

Entiendo perfectamente que hablo desde un lugar de ventaja. Mi genética, mi «delgadez», incluso las herramientas y los recursos que me han permitido llegar a este punto con mi relación con la comida y mi cuerpo, son privilegios que no todas las personas comparten. Pero esa obsesión por perseguir la delgadez a cualquier coste es algo que nos roba nuestro tiempo, nuestra felicidad.

Creo firmemente que da igual dónde estés, cómo te ves, qué tan gorda te sientes o estás, siempre vales lo suficiente para aprender mejores herramientas para lidiar con comportamientos autodestructivos.

Y creo también que podemos trabajar hacia nuestras metas realistas desde un lugar de intención, amor propio, flexibilidad y paciencia. Es cuestión de descubrir lo que realmente funciona para nosotras, tomar decisiones informadas y abandonar la urgencia de encontrar atajos.

Hay una gran diferencia entre trabajar hacia tus objetivos realistas, con calma y claridad, o hacerlo desde un lugar de autocastigo, culpa, prisas, confusión e insatisfacción constante. La clave es dejar de buscar resultados a corto plazo sino a largo, **dejar de intentar ser tu mejor versión a toda costa, y buscar ser tu versión favorita.**

21

Tu relación con la comida: más giros que una montaña rusa

Si te gustan las montañas rusas, ¡te encantará este viaje de la alimentación intuitiva! Bromas aparte, este camino no es un paseo tranquilo, pero como todo en la vida que vale la pena, está lleno de altibajos, momentos en los que querrás rendirte y desafíos que te harán crecer. No es una dieta más ni un arreglo rápido, y mucho menos una carrera. Es una **maratón**, *sin* línea de meta. Es un proceso *continuo* para reconstruir y sanar tu relación con la comida de manera definitiva.

1. Al principio da vértigo
Antes de subirte, dudas. Te preguntas si estás lista, si podrías simplemente quedarte donde estás, si será demasiado para ti. Lo mismo pasa cuando decides sanar tu relación con la comida: hay miedo, incertidumbre y esa vocecita que dice: «Ellas podrán pero tú no». Pero, en realidad, **lo único que necesitas es decidirte y subirte al vagón.**

2. Hay subidas lentas y bajadas inesperadas
Al principio, todo parece ir bien. Subes lentamente, sintiéndote

optimista, convencida de que lo tienes bajo control. Pero de repente... ¡Boom! Una caída inesperada. Puede ser un episodio de comer emocionalmente, la sensación de haber vuelto a perder el control o el miedo de no estar «haciéndolo bien».

Cada día es diferente. No siempre tendrás la misma energía, tiempo, humor o nivel de paciencia. Habrá días en los que avances y otros en los que volverás a viejos hábitos en los que sentirás que escuchas a tu cuerpo como si tuvieras un PhD en *mindfulness*, y otros en los que te encontrarás comiendo cereales directamente de la caja mientras decides si es desayuno o cena. **Eso no significa que estés fallando; significa que estás aprendiendo. Y cuando aprendes, avanzas.** El progreso real está lleno de baches, retrocesos y aprendizajes que, aunque incómodos, están ahí para hacerte más sabia, más resiliente y, en última instancia, más conectada contigo misma.

3. Gritarás y dudarás de tu decisión

Habrá momentos en los que te preguntarás: «¿En qué me metí?». Querrás volver a la seguridad de las reglas alimentarias, contar calorías o intentar «compensar» porque el terreno es desconocido. Es normal. Pero, así como en un *rollercoaster*, la clave es no saltar en medio del trayecto.

4. De repente, empiezas a disfrutarlo

Después de tanto sube y baja, te das cuenta de que **no tienes que controlar cada giro para disfrutar el viaje.** Aprendes a confiar en tu cuerpo, en tus señales de hambre y saciedad, en tu capacidad de decidir lo que necesitas sin culpa. Y ahí es donde todo cambia.

5. La montaña rusa se convierte en un espiral
Puede parecer que estás dando vueltas en el mismo lugar, repitiendo patrones o enfrentando los mismos desafíos. Pero si miras de cerca, cada giro te impulsa más hacia delante. **Tu proceso no es lineal, pero eso no significa que no estés avanzando.**

Piensa en aprender un idioma: no sucede de la noche a la mañana. Si llevas años creyendo que los carbohidratos son el enemigo, la culpa no desaparece de un día para otro. Cambiar estas creencias requiere **tiempo y práctica.**

6. Puede que salgas un poco desorientada pero valió la pena
Después de tanto sube y baja te das cuenta de que tu relación con la comida es un enredo más complicado que unos auriculares olvidados en el fondo de tu bolsa. Menos mal que existen los AirPods..., aunque ahora dicen que son mejores los auriculares sin bluetooth, así que, una vez más, **en vez de tapar un problema con otro, mejor busca desenredar los auriculares antiguos.**

Porque en este viaje para convertirte en una EAT girl, las vueltas, los desvíos y hasta las pausas son parte del camino. Un camino que te lleva, paso a paso, hacia una relación con la comida que se sienta auténtica, disfrutable y, sobre todo, **tuya.** Pero como ya sabes, **aquí no acaba el viaje.** Y si alguna vez necesitas un copiloto, siempre puedes hacer una parada en **@isa.healthy.life**. Nada me haría más feliz que saber que has emprendido este viaje.

Agradecimientos

No quiero dejar de dar las gracias a todas las personas que han sido parte de este camino, de una forma u otra, apoyándome, inspirándome y acompañándome en este proceso.

A mi marido, Álvaro, por su apoyo incondicional, su infinita paciencia, pero, sobre todo, por esa sonrisa que nunca falta y por hacerme siempre la vida tan fácil. Por ser mi pilar y mi roca.

A mi hija, Philippa, por ser la razón por la que nunca me rindo, el motor detrás de mi deseo de ser un referente del que pueda sentirse orgullosa.

A mis padres, Nina y Philippe, por su amor y apoyo incondicional en cada decisión que tomo, sin siquiera preguntarme cuál es. Por nunca hacerme dudar de mí y hacerme ir a por todas.

A mi hermana, Victoria, mi *role model* en la vida, por estar ahí cuando más lo necesito y por desafiarme siempre a dar un paso más de lo que yo misma creo posible.

A mi hermano, Alexis, por aparecer en el momento menos esperado con tanto orgullo y cariño.

A mis mejores amigas, que son mi red de apoyo y mi refugio:

Marina, mi cómplice, por apoyarme tantos años, por todas las horas a mi lado, por ser una de las razones detrás de esta gran confianza que tengo en mí.

Capy, *my one and only, my partner in crime, for always being there*. Por ser mi fan número uno desde la infancia y nunca dudar en hacerme sentir tan querida.

Nicolle, mi gran aliada, por alegrar mis días, por escucharme, enseñarme y ser un gran ejemplo en mi vida y carrera.

Renata, por ser esa persona vitamina que me empodera con su positivismo contagioso justo cuando más lo necesito.

Belén, por las horas de apoyo emocional, risas y motivación, y el toque dulce que le trae a mi vida.

Tamara, mi prima y amiga que admiro, por acogerme desde el primer día, no solo con los brazos abiertos, sino con los mejores consejos.

A mi tía, Catherine Vouillon, por toda su ayuda incondicional y por cuidarnos tanto.

A Isabel Chávarri, mi titona todoterreno, por su dedicación y tiempo compartido.

A mi equipo incondicional, que no cambiaría por nada:

Lourdes Barroso, mi «mucho más que representante», por apostar tanto por mí, por su presencia infalible en mi día a día. Que, sin ella, nada de esto sería posible, ni valdría tanto la pena.

Inés Domecq, mi amiga, por inspirarme con su creatividad, humor, alegría y perseverancia.

Gabriel Llano, por todas sus horas dedicadas a hacerme brillar.

Félix Valiente, por sacar siempre lo mejor de mí.

A Javier de Florenea, por poner flores y colores en mi vida.

Y al resto del gran equipo por hacer todo esto posible:

A mis editoras de Roca Editorial en Penguin Random House: Lucía Luengo, Silvia López y Beatriz Jambrina, junto a sus equipos de diseño, comunicación y marketing, por su paciencia, rapidez y dedicación en cada detalle de este proyecto.

A todas las autoras que han compartido su conocimiento y han influenciado profundamente mi relación con la comida: Elyse Resch y Evelyn Tribole, creadoras de la alimentación intuitiva, Christy Harrison, Estefanía Fernández, Victoria Lozada, Jenni Schaefer, y TANTAS más, cuya labor ha sido clave en muchas de las reflexiones de este libro.

Por último, hay muchas otras personas que han tenido un gran impacto indirecto y positivo en mi vida, quizá sin siquiera ser conscientes de cuánto. Me encantaría mencionarlas a todas, pero, por razones de tiempo y espacio, cierro aquí, con la certeza de que su influencia está presente en cada página de este libro.

Gracias, de corazón.

Bibliografía

Fernández, Estefanía y Victoria Lozada, *Come sin hacer dieta*, Barcelona, Grijalbo, 2023.

Frost, Robert, *North of Boston*, Nueva York, Henry Holt and Company, 1915.

Goldstone, A. P., et al., «Neural Mechanisms of Hunger and Satiety in Humans», *Cell Metabolism*, 2009.

Harrison, Christy, *Anti-Diet*, Nueva York, Little, Brown Spark, 2021.

Lowe, M. R. y A. S. Levine, «Eating Motives and the Regulation of Food Intake», *Physiology & Behavior*, 2005.

May, Michelle, *Eat What You Love, Love What You Eat*, Phoenix, Am I Hungry? Publishing, 2020.

Pelz, Mindy, *Ayunar para sanar*, Barcelona, Urano, 2024.

Schaefer, Jenni, *Life Without Ed*, Nueva York, McGraw Hill, 2003.

Sole-Smith, Virginia, *Fat Talk: Parenting in the Age of Diet Culture*, Nueva York, Henry Holt and Company, 2023.

Sweet, Lawrence H., et al., «Brain Response to Food Stimulation in Obese, Normal Weight, and Successful Weight Loss Maintainers», *Obesity*, 2012.

Tribole, Evelyn y Elyse Resch, *Alimentación intuitiva. El retorno a los hábitos alimentarios naturales*, Madrid, Gaia, 2021.